Medizinhistorischer Streifzug durch Ulm

Hans-Joachim Winckelmann
Kathrin Schulthess
Frank Kressing
Gudrun Litz

Medizinhistorischer Streifzug durch Ulm

Süddeutsche Verlagsgesellschaft Ulm
im Jan Thorbecke Verlag

Die Autoren

Dr. Dr. Hans-Joachim Winckelmann
Professor am Institut für Geschichte, Theorie und Ethik der Medizin der Universität Ulm

Kathrin Schulthess, M.A.
Autorin und Gästeführerin

Dr. Frank Kressing
Gästeführer und Mitarbeiter am Institut für Geschichte, Theorie und Ethik der Medizin der Universität Ulm

Dr. Gudrun Litz
Stadtarchiv Ulm - Haus der Stadtgeschichte

3. überarbeitete Auflage 2016

Layout: Brigitte Rampf, Computer Publishing, Neu-Ulm
Rudi Rampf

Verlag: Süddeutsche Verlagsgesellschaft Ulm
im Jan Thorbecke Verlag

ISBN 978-3-88294-479-2

Inhalt

ANHANG

Vorwort

Die Medizin hatte von jeher eine große Bedeutung für menschliche Gesellschaften. Schon in früheren Jahrhunderten entwickelten sich daher Einrichtungen und Berufe, die sich mit der Heilung von Krankheiten und der Wiedererlangung der Gesundheit befassten. Ein gutes Beispiel bietet dafür die Reichsstadt Ulm, die als bedeutende süddeutsche Handelsmetropole des Mittelalters und der Frühen Neuzeit mit dem Heiliggeist-Spital, professionellen, an Universitäten ausgebildeten Stadtärzten und dem späteren »Collegium Medicum« als einer Art Medizinalbehörde sowie mit Medizinalordnungen für ein vorbildliches Gesundheitswesen sorgte. Aussagekräftige Quellenbestände dokumentieren noch heute das reichsstädtische Medizinalwesen, den Alltag der Ulmer Ärzte und die Geschichte der Gesundheits-Einrichtungen. Aber auch für das Gesundheitswesen in württembergischer Zeit ist eine reichhaltige Überlieferung vorhanden, die über die ärztliche Praxis, Apotheken, Arzneimittel, Hygienewesen und Krankenhäuser informiert.

Gestützt auf die Auswertung dieser Quellen führen uns die Autorinnen und Autoren auf einen medizingeschichtlichen Rundgang durch Ulm, der sich nicht nur an Fachleute, sondern gerade auch an Gäste und Ulmer Bürger richtet, die durch die Stadt schlendern und sich für Fragen des Gesundheitswesens in Geschichte und Gegenwart interessieren. Mit diesem »Streifzug« wird kenntnisreich vor Augen geführt, wo und in welcher Form sich Zeugnisse der Medizingeschichte in Ulm erhalten haben, oder an welchen Orten Medizin eine besondere Rolle gespielt hat. Orte und Geschichten vereinen sich auf diesem Rundgang zu einem Erlebnis der Medizin alter und neuer Zeiten, so dass es auch für Kenner der Stadt und ihrer Geschichte viel Neues zu entdecken gibt: Wo genau wirkten in früheren Zeiten Ärzte und Ärztinnen wie Heinrich Steinhövel, Agathe Streicher, Johannes Scultetus und Johannes Palm – Persönlichkeiten, nach denen heute

Straßen, Straßenbahnlinien und medizinische Fachgesellschaften in Ulm benannt sind? Nicht zuletzt wurde den Autorinnen und Autoren während der Arbeit an diesem Büchlein bewusst, dass die Orte früheren medizinischen Wirkens in der Reichsstadt Ulm mit ihrer bedeutenden Geschichte bislang nur sehr unvollständig aufgearbeitet worden sind. Die nunmehr dritte Auflage dieses Buches zeigt, dass das Werk großen Anklang gefunden hat und das zugrunde liegende Konzept Erfolg hatte.

Ich danke daher zunächst den Autorinnen und Autoren des Buches für dieses gelungene Werk, dann aber auch allen Kooperationspartnern, welche die Publikation dieses »Streifzuges« überhaupt erst möglich gemacht haben. Ich wünsche dem Band, dass er weiterhin auf reges Interesse der Leserschaft stößt und sich auch künftig einer weiten Verbreitung erfreuen möge.

Michael Wettengel

Medizinhistorischer Streifzug durch Ulm

Bislang spielte die Medizingeschichte in der vielgestaltigen und reichen stadthistorischen Forschung Ulms eine eher untergeordnete Rolle. Es gibt zwar einige Überblicksdarstellungen zur Entwicklung der Krankenanstalten und karitativen Einrichtungen, zur Geschichte der Apotheken, Biographien von Stadtärzten oder Beiträge zum Bader- und Wundarztwesen etc., eine neuere Überblicksarbeit zur Ulmer Medizingeschichte fehlt hingegen. Der hier vorliegende »Medizinhistorische Stadtführer« kann zwar keine Gesamtdarstellung bieten, aber auf eine stattliche Anzahl medizingeschichtlicher Sehenswürdigkeiten im Gebiet der Innenstadt hinweisen, die trotz der vielen Zerstörungen im Laufe der Zeit noch existieren. Am besten kann man diese bei einem Rundgang entdecken, der auf dem Weinhof im historischen Zentrum Ulms beginnt.

Die Pfalz und der Weinhof

Auf dem heutigen Weinhof, einer Anhöhe oberhalb des Flüsschens Blau und der Donau, liegt die Keimzelle der Stadt Ulm. Hier stand in der Nachfolge eines fränkischen Königshofes (7./8. Jahrhundert) die ehemalige Königspfalz. Vermutlich um 850 von König Ludwig dem Deutschen (um 806-876) errichtet, wird die Pfalz »Hulma« 854 erstmals urkundlich bezeugt. Ulm stellte neben Bodman (bei Konstanz) eine der wichtigsten Pfalzen der Karolinger in Alamannien dar. Sie verlor zu Zeiten der Ottonen zwar an Bedeutung, fand jedoch während der Regierungszeit der Salier und verstärkt unter den Staufern wieder Beachtung. Kaiser Friedrich I. Barbarossa besuchte die Pfalz Ulm nachweislich dreizehn Mal. Aus der Stauferzeit datiert auch die Stadtmauer des 13. Jahrhunderts, von der u. a. noch Mauerreste im Bereich der Schwörhausgasse gegenüber dem »Schiefen Haus« zu sehen sind.

Das Schwörhaus – Haus der Stadtgeschichte ❶

Die Geschichte des Ulmer Schwörhauses ist eng mit der Geschichte von Platz und königlicher Pfalz auf dem »Hof«, wie der Weinhof im Mittelalter genannt wurde, verbunden, insbesondere mit dem Standort der Pfalzkapelle zum Heiligen Kreuz und dem »Luginsland«, dem einstigen Wehrturm der staufischen Pfalz. An ihn angelehnt, bauten die Ulmer vermutlich in der zweiten Hälfte des 14. Jahrhunderts ihr erstes Schwörhäuslein, um damit auf dem einstigen Machtzentrum des königlichen Stadtherrn nicht zuletzt städtische Souveränität zu dokumentieren. Denn alljährlich fanden sich in reichsstädtischer Zeit am Schwörmontag Bürgermeister und Rat auf dem Balkon des Schwörhauses ein, um zusammen mit der auf dem Weinhof versammelten Bürgerschaft den gemeinsamen Schwur auf die Verfassung (Schwörbriefe von 1345, 1397 und 1558) zu leisten.

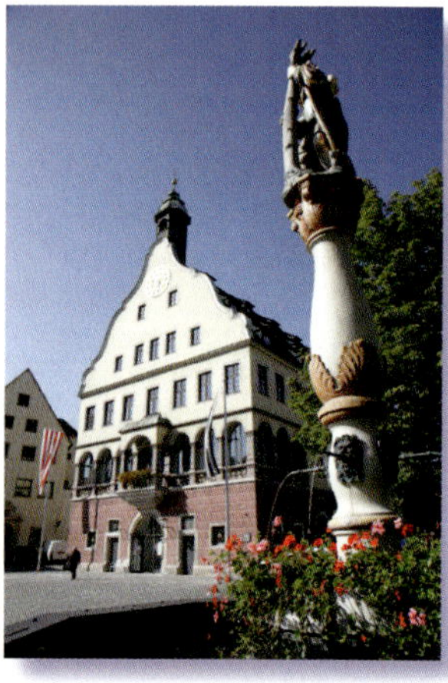

Abb. 1: Das Schwörhaus auf dem Weinhof

1612 musste der Bau einem repräsentativen Neubau weichen, der 1618 mit offenen Arkaden und mit einem stattlichen Schwörbalkon für den jährlichen Schwörakt eingeweiht wurde. Darüber hinaus wurde das Haus als Magazin, z. B. Weinstadel, genutzt. 1785 brannte das Gebäude nieder und wurde 1789/90 wieder aufgebaut.

Nach dem Ende der Reichsstadtzeit 1802 zogen bayerische Landesbehörden ein, 1810 folgten die Württemberger und das Schwörhaus war von 1822 bis 1897 Sitz des Königlich Württembergischen Gerichtshofes für den Donaukreis. In den folgenden Jahren wurde der fast 100 Jahre vernachlässigte Bau mehrfach umgebaut und neu gestaltet. So wurde das Haus in den Jahren 1907/08 nach Westen verlängert, Bibliothek und

Archiv der Stadt zogen ein. 1909 bis 1911 wurden Balkon und Arkaden wieder hergestellt und 1915 die Fassade mit bedeutenden Herrscher- und führenden Bürgermeisterdarstellungen aus reichsstädtischer Zeit bemalt.

Wie eine Vielzahl anderer historischer Gebäude wurde auch das Schwörhaus 1944 bei einem Luftangriff zerstört. Um den Wiederaufbau entzündete sich eine heftige Diskussion. Schließlich entschied sich die Ulmer Bürgerschaft mehrheitlich für die Wiederherstellung des aus dem 18. Jahrhundert stammenden barocken Volutengiebels. Am 2. August 1954 konnte erstmals wieder nach dem Krieg ein Schwörmontag vor dem neu aufgebauten Schwörhaus gefeiert werden. Die Schwörfeier findet seither jedes Jahr am Morgen des Schwörmontags (vorletzter Montag im Juli) auf dem Weinhof statt. Traditionell um ca. 11 Uhr tritt der Oberbürgermeister auf den Balkon des Schwörhauses. In einer etwa einstündigen Rede vor der Bürgerschaft legt er Rechenschaft über das vergangene Stadtjahr ab und leistet am Ende seiner Ansprache einen Eid. Mit den Worten »Reichen und Armen ein gemeiner Mann zu sein in allen gleichen, gemeinsam und redlichen Dingen ohne Vorbehalte«, wiederholt er den traditionellen Eid aus dem Kleinen bzw. Großen Schwörbrief von 1345 bzw. 1397.

Heute ist im Schwörhaus das Stadtarchiv – Haus der Stadtgeschichte untergebracht.

Vor dem Schwörhaus auf dem Weinhof findet sich eine eindrucksvolle Darstellung des Heiligen Christophorus (siehe S. 12) als Brunnenfigur. Vermutlich stammt sie aus einer der in der Reformationszeit aufgelösten Kirchen.

Eberhard Gockel (1636–1703) und die »Weinkrankheit«

Der Weinhof war vom 14. Jahrhundert bis zum Ende der Reichstadtzeit durch seinen Weinmarkt ein bedeutender Handelsplatz. Hier wurden Weine aus dem schwäbischen

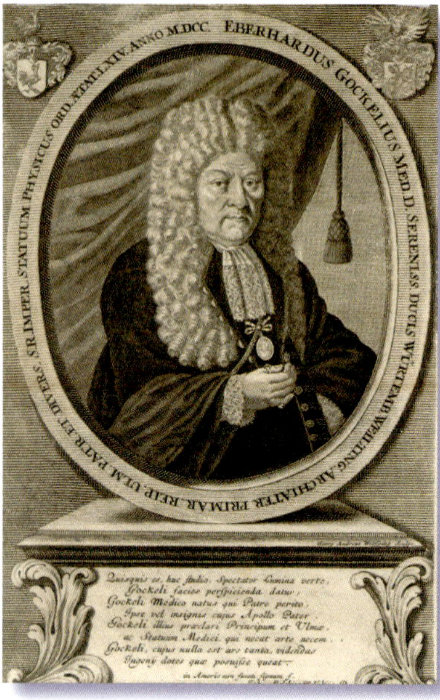

Abb. 2: Portrait von Eberhard Gockel

Unterland, vom Rhein und der Mosel, aber auch aus Italien und Frankreich und den weiter flussabwärts gelegenen Donau-Regionen gehandelt. Auch in Ulm wurde zeitweilig Wein angebaut – gerade die Flurnamen der »Söflinger Weinberge« am Eselsberg erinnern noch heute daran. Während dieser durchaus genießbar war, wurde dem Michelsberger Wein nachgesagt, dass er sehr herb sei und nur dazu tauge, den Mörtel für den Münsterbau abzubinden.

Eng mit dem Weingenuss ist die Person des Stadtphysikus Eberhard Gockel verbunden, der sich im 17. Jahrhundert eingehend mit der so genannten Weinkrankheit beschäftigte. Eberhard Gockel wurde am 13. Juni 1636 in Ulm geboren, studierte in Tübingen und Basel Medizin und promovierte dort 1656 zum Doktor der Medizin. Nach verschiedenen Wirkungsstätten in Waiblingen, Geislingen und Giengen ernannte ihn die Stadt Ulm 1675 zum Stadtphysikus sowie zum Arzt von einigen Klöstern der Stadt und ihrer Umgebung.

Gockel schrieb im Laufe seines Lebens etwa hundert Bücher, Traktate und Artikel. Berühmt wurde er durch seine Abhandlung *Über das Süßen von saurem Wein mit Bleiweiß und dem großen Schaden für die, die ihn trinken.*[1] Anlass dieser Veröffentlichung war die 1694 in zwei geistlichen Institutionen ausgebrochene Epidemie der *Colica Pictonum*, deren Ursache zu diesem Zeitpunkt noch unbekannt war. Unmittelbar nach den Weihnachtsfeiertagen des Jahres 1694 erkrankten im Ulmer Deutschordenshaus »der Sekretär des

Klosters, der Kaplan, der Kammerdiener und schließlich auch der Komtur, ein Graf von Leibefingen, an fortdauerndem Erbrechen, Lähmungserscheinungen, schneidenden Leibschmerzen und heftigen Kolikanfällen und starben nach langer Leidenszeit«. Auch im Augustiner-Chorherrenstift St. Michael zu den Wengen erkrankten der Prälat und fast alle Patres mit den gleichen Symptomen.[2]

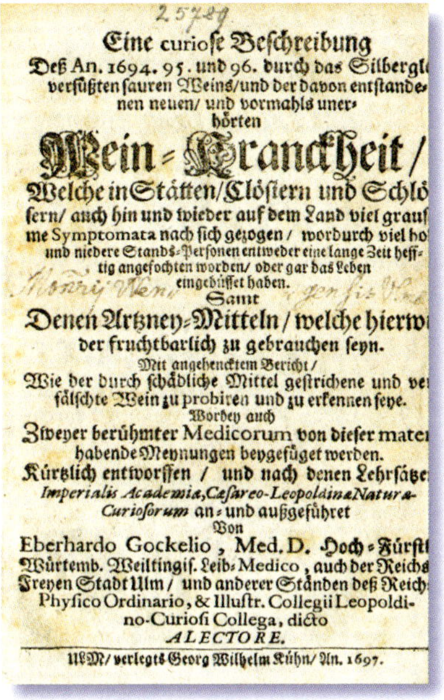
25729
Eine curiose Beschreibung
Deß An. 1694. 95. und 96. durch das Silbergl
versüßten sauren Weins/und der davon entstande-
nen neuen/ und vormahls uner-
hörten
Wein-Kranckheit/
Welche in Stätten/Clöstern und Schlö
sern/ auch hin und wieder auf dem Land viel grau
me Symptomata nach sich gezogen/ wordurch viel ho
und niedere Stands-Personen entweder eine lange Zeit heff-
tig angefochten worden/ oder gar das Leben
eingebüsset haben.
Samt
Denen Artzney-Mitteln/welche hierw
der fruchtbarlich zu gebrauchen seyn.
Mit angehencktem Bericht/
Wie der durch schädliche Mittel gestrichene und ve
fälschte Wein zu probiren und zu erkennen seye.
Wobey auch
Zweyer berühmter Medicorum von dieser mate
habende Meynungen beygefüget werden.
Kürtzlich entworffen / und nach denen Lehrsätze
Imperialis Academiæ, Cæsareo-Leopoldinæ Naturæ-
Curiosorum an- und außgeführet
Von
Eberhardo Gockelio, Med. D. Hoch-Fürstl
Würtemb. Weiltingis. Leib-Medico, auch der Reichs
Freyen Stadt Ulm/ und anderer Ständen deß Reich
Physico Ordinario, & Illustr. Collegii Leopoldi-
no-Curiosi Collega, dicto
ALECTORE.
ULM/ verlegts Georg Wilhelm Kühn/ An. 1697.

Abb. 3: Titelblatt der Beschreibung Gockels zur »Wein-Kranckheit«, 1697 in Ulm bei Kühn gedruckt

Im Widerspruch zu der im 17. Jahrhundert bei den Ärzten noch immer vorherrschenden Auffassung der Humoralpathologie (siehe S. 23-27), die besagt, dass die Körpersäfte entscheidenden Einfluss auf die Krankheitserscheinungen, ja sogar die Konstitution des Menschen haben, vermutete Gockel einen exogenen Auslöser für die Krankheit. Auch Gockel selbst litt nach Weingenuss unter grässlichen Koliken. Er kam zu dem Schluss, dass das für die Süßung des Weines verwendete Bleiweiß die Ursache sein könne. Ihm war die 1656 veröffentlichte Arbeit des »fürstlich-braunschweigischen und lüneburgischen Bergarztes« und Goslarer Stadtphysikus Samuel Stockhausen bekannt, der die als »Hüttenkatze« bezeichnete Berufskrankheit der Bergarbeiter auf die Einwirkung von Blei-, Gold- und Silberglätte (Bleioxyd, Lithargyrum) zurückführen konnte. Die Symptome dieser »Hüttenkatze« entsprachen genau denen der von Gockel beobachteten Weinkrankheit.

Gockel konnte auch nachweisen, dass der im Deutschordenshaus und Augustiner-Chorherrenstift genossene Wein »geschönt«, das heißt mit Bleiglätte versetzt war. Die Praktik, sauren Wein mit Bleiessig zu versetzen, wurde schon in der griechisch-römischen Antike praktiziert. Gockels Entdeckung führte im 17. Jahrhundert zu einem der ersten Verbraucherschutzgesetze: Im »Württembergischen Generalreskript« des Herzogs Eberhard Ludwig vom 10. März 1696 heißt es, dass »der Neckarwein mit dem Lithargo, teusch Silber-Klett, oder einer anderen gefährlichen Materi tingiert worden sei.« Nach Gockels Beweis der gesundheitsschädigenden Wirkung wurde die Verwendung von Bleizusätzen im Wein bei Todesstrafe verboten. Im Jahre 1706 wurde der Esslinger Küfer Hans Jakob Enri auch tatsächlich wegen Weinpanscherei hingerichtet. Schon drei Jahre zuvor (1703) war Gockel, dessen Wirken später auch in der internationalen Fachliteratur seinen Niederschlag fand,[3] in Ulm an einem ansteckenden Fieber gestorben.

Steuerhaus und Collegium Medicum 2

An der Ecke vom Weinhof zur Sattlergasse sind Reste des ehemaligen Steuerhauses der Stadt Ulm zu sehen. Dieses Gebäude wurde 1437 von der Reichsstadt erworben und war ab 1491 Sitz der Stadtkasse. 1534 erhielt das dreigeschossige Eckhaus beim Neubau den noch heute sichtbaren Renaissance-Giebel zur Sattlergasse hin.

Auch für das Medizinalwesen war das Steuerhaus von Bedeutung. Gegen Ende des 16. Jahrhunderts schworen die Angehörigen des *Collegium Medicum* dort ihren Amtseid. Damit ist dieses Gebäude eng mit den Anfängen eines staatlich organisierten Medizinalwesens in Ulm verknüpft, das mit dem Ausbau der städtischen Verwaltung Ende des 15.

und Anfang des 16. Jahrhunderts gesetzlich geregelt wurde.

Erste Medizinalordnungen sind in Ulm bereits aus dem Jahre 1450 bekannt – so wissen wir, dass das Wirken der Ärzte wie z. B. Hans Resch, Johann Würcker, Heinrich Steinhövel, Johannes Stocker und Wolfgang Stammler jeweils durch Einzelverträge mit der Stadt geregelt war.

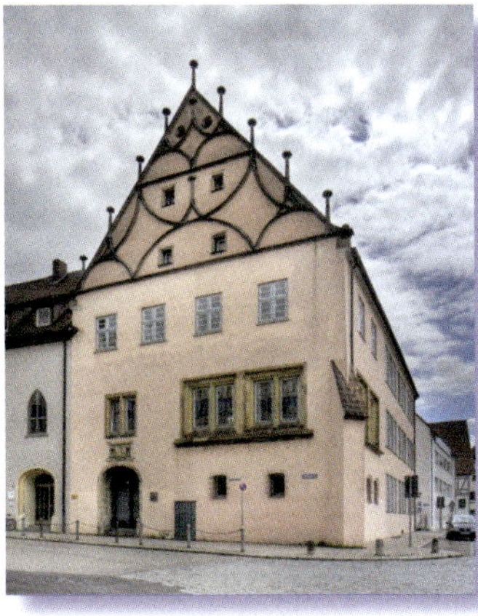

Abb. 4: Giebel des Steuerhauses

Im ersten Drittel des 16. Jahrhunderts trat im Zuge der obrigkeitlichen Zentralisierungspolitik eine entscheidende Änderung im Verhältnis der Ulmer Ärzte zur Stadt ein: Ab 1528 schloss der Rat der Stadt nicht mehr mit jedem einzelnen Arzt einen individuellen Vertrag, sondern stellte erstmals für die Gesamtheit der praktizierenden Ärzte eine Ordnung auf. Wer sich niederlassen wollte, musste von da an den Eid auf diese Ordnung schwören. Zum Eid zugelassen wurde, wer eine akademische Ausbildung nachweisen konnte. Damit war der einzelne Arzt nicht länger gleichgestellter Vertragspartner des Rates, sondern von der Stadt angestellt und stand somit in einem Abhängigkeitsverhältnis. Ein Grund für diese Maßnahme war wohl die Gründung neuer Universitäten im Reich und die nun steigende Zahl akademisch ausgebildeter Mediziner. In der langen Reihe der in der Reichsstadt Ulm zugelassenen Ärzte wurde der Eid auf die Medizinalordnung lediglich von einer einzigen Frau, nämlich im Jahre 1561 von Agathe Streicher (siehe S. 52f.) abgelegt. Wohl aufgrund ihres Ansehens und ihrer Heilerfolge bestand der Rat bei ihr nicht auf eine akademische Ausbildung, die ihr als Frau auch gar nicht möglich gewesen wäre.

Im Jahre 1588 erhielten die Ulmer Ärzte mit der Einrichtung des Collegium Medicum ihre eigene Standesvertretung.

Die erste vergleichbare Einrichtung dieser Art ist im benachbarten Augsburg seit 1582 nachzuweisen. Diese Körperschaft kann man heute als frühe städtische Gesundheitsbehörde interpretieren. Pflichten und Befugnisse der Ärzte wurden in der vom Rat herausgegebenen Medizinalordnung festgehalten. Mit dieser *Gesatz und Ordnung Betreffend Das Collegium Medicum, sambt anderer der Artzney Doctorn, wie auch Apothecker und Wundartzt*, die regelmäßig wiederholt und erneuert wurde, war das Medizinalwesen gesetzlich geregelt und blieb in dieser Form bis zum Ende der reichsstädtischen Zeit 1802 bestehen. Die Medizinalordnung regelte auch die Versorgung der Hinterbliebenen oder die Lohnfortzahlung im Falle von Arbeitsunfähigkeit. Die hier zum Ausdruck gebrachten sozialpolitischen Gedanken erscheinen für die damalige Zeit erstaunlich modern.

Die Mitglieder des Collegium Medicum waren bestallte Stadtärzte. Die Aufnahme in die Behörde und die Beförderung innerhalb des Collegiums erfolgten durch den Rat der Stadt. Aufnahmebedingung war ein mit der Promotion abgeschlossenes Studium. Die Anzahl der Mitglieder variierte, meist waren es sieben Ärzte. Die Mitglieder im Collegium Medicum konnten eine Karriere durchlaufen, die vom einfachen Stadtphysikus über den Garnisonsphysikus, Landphysikus, Hospitalphysikus bis schließlich zum Senior führte. Der wichtigste Karriereschritt für ein Mitglied war zunächst, ein Physikat anvertraut zu bekommen. Zum einen stieg damit die Besoldung um ein Vielfaches, zum anderen war dadurch der Aufstieg praktisch vorgegeben, denn in den meisten Fällen ernannte der Rat – sobald ein Physikat frei geworden war – den Garnisonsphysikus zum Landphysikus, den Landphysikus zum Hospitalphysikus und schließlich den Hospitalphysikus zum Senior. Die Vergabe des freien Physikats erfolgte nach dem Altersprinzip.

Den Vorsitz im Collegium Medicum hatte der Senior inne. Als Vorsitzender des Pestilentiariats leitete er zu Seuchenzeiten die medizinische Versorgung und Betreuung der erkrankten Bürger. Der Hospitalphysikus hatte die mittellosen Personen im Heilig-Geist-Spital regelmäßig zu besuchen und zu behandeln. Zudem fielen in seinen Aufgabenbereich das Zuchthaus, das Arbeitshaus und der Gefängnisturm. Der Landphysikus betreute das Territorium der Oberen Herrschaft, war in Ulm ansässig und wurde von der Stadt bezahlt.

Die Versorgung der erkrankten Soldaten erfolgte im Lazarett durch einen Arzt und einen Wundarzt. Bis Mitte des 18. Jahrhunderts hatte der Hospitalphysikus die Soldaten zu visitieren. Mit der Einrichtung des Garnisonsphysikats im 19. Jahrhundert war der Garnisonsphysikus für die ärztliche Betreuung der Soldaten zuständig. Er war verpflichtet, dreimal in der Woche für je eine Stunde ins Lazarett zu kommen.

Die Physikatsinhaber gehörten zu den besser verdienenden Schichten der Stadt. Nicht alle Mitglieder des Collegiums waren Physikatsinhaber, unter ihnen gab es auch »einfache« Stadtärzte.

Die Mitgliedschaft im Collegium war ab dem 18. Jahrhundert für alle Ulmer Ärzte verpflichtend. Zuvor gab es auch Ärzte, die, ohne Mitglied im Collegium zu sein, praktizierten. Bezahlt wurden die Mitglieder als städtische Angestellte vom Rat der Stadt, wobei sich die Vergütung aus Geld, Getreide und Holz zusammensetzte. Junge Stadtärzte erhielten ein relativ geringes Gehalt, das gerade für das Nötigste reichte.

Mittellose Patienten hatten ein Recht auf kostenlose medizinische Behandlung. Den Ärzten war es jedoch gestattet, ihr Gehalt durch die Behandlung von Privatpatienten aufzubessern.

Die Mitglieder des Collegium Medicum übten auch die Aufsicht über die anderen heilkundigen Berufe aus. Laut Anweisung des Rats der Stadt hatten bis Ende des 17. Jahrhunderts die Kollegiumsmitglieder alle Kandidaten zu prüfen, die als Stadtärzte in Ulm arbeiten wollten. Die einzigen

Ausnahmen von dieser Regel wurden bei Gregor Horst und Johannes Scultetus (siehe S. 79-88) gemacht. Im 18. Jahrhundert gab es diese Zulassungsprüfung nicht mehr.

In die Aufgabenbereiche des Collegium Medicum fielen außerdem die Zulassung von Apotheken und deren regelmäßige Visitation sowie die Prüfung der Apotheker und ihrer Gehilfen. Auch die Erstellung von Gutachten zu hygienischen Fragen, die Beurteilung der Trinkwasserqualität und nicht zuletzt die Leichenschau mit Sektionen bzw. Obduktionen, die stets der Senior durchzuführen hatte, gehörten zu den Pflichten der Mitglieder des Kollegiums. Diese zeitintensiven Aufgaben führten ausschließlich die Physikatsinhaber durch, die dafür gut entlohnt wurden.[4]

Aderlass und Schröpfen, Laxieren und Purgieren gehörten zu den am häufigsten verabreichten Anwendungen. Zu den gebräuchlichsten Medikamenten zählten Abführ- und Brechmittel wie *Aloe vera, Rhabarber* und *Senna*,[5] *Faulbaumrinde* und *Jalapen-Wurzel*.[6] Die das Körperinnere befallenden Krankheiten wurden meist als Ungleichgewicht der Körpersäfte definiert, welches durch die Entfernung der überschüssigen Säfte, Blut, Galle oder Schleim zu regulieren sei (Humoralpathologie, siehe S. 23-27).

Den akademischen Ärzten standen die handwerklich ausgebildeten und in Zünften organisierten Bader, Barbiere, Wundärzte und Chirurgen gegenüber. Mit deren Tätigkeiten, die als »unheiliges Geschäft« erachtet wurden, gaben sich die Schulmediziner nicht ab. Ein Grund für die Abneigung gegenüber chirurgischen Eingriffen waren einerseits die Bestimmungen des vierten Laterankonzils von 1215, die blutige Eingriffe am menschlichen Körper untersagten. Anderseits verbot auch der hippokratische Eid die Entfernung von Blasensteinen (»Das Schneiden werde ich nicht anwenden, nicht einmal bei Steinleidenden, dies werde ich vielmehr den Männern überlassen, die diese Tätigkeit ausüben«) und begründete damit die bis ins 19. Jahrhundert hinein bestehende Trennung chirurgischer und internistischer Tätigkeiten. Die

Chirurgie (= Handarbeit) wurde nicht als legitimer und »ehrenhafter« Bestandteil ärztlichen Handelns angesehen.

Wer dennoch als Chirurg im heutigen Sinne arbeiten wollte, musste eine Wundarztlehre absolvieren und Vorlesungen bei den Kollegiumsmitgliedern hören, die ehrenamtlich von den jungen Stadtärzten gehalten wurden. Als Entlohnung konnten diese höchstens auf eine Zulage an Brennholz hoffen, da der Unterricht in ihren Privathäusern stattfand. Der Senior des Kollegiums nahm die Prüfungen ab, für die er auch bezahlt wurde. Diese Form der Lizenzierung des »paramedizinischen Personals« erwies sich als wichtige Maßnahme zur Qualitätssicherung der medizinischen Dienstleistungen und zur Abgrenzung gegenüber Stümpern und Quacksalbern. Da die Examina protokolliert und beim Rat der Stadt hinterlegt wurden, kennen wir heute noch die Prüfungsfragen, die Kenntnisse der Anatomie und Chirurgie erforderten. Daneben mussten die Prüflinge auch Pflaster und Salbenproben anfertigen.

Obgleich die Ärzte aufgrund ihrer akademischen Ausbildung und ihres Gelehrtenstatus die Hierarchie der verschiedenen Heilgruppen in der Stadt anführten, hatten sie für die medizinische Betreuung der Bevölkerung bis weit ins 19. Jahrhundert nur eine marginale Bedeutung. Ihre Zahl blieb gering, ihr Tätigkeitsbereich bestand fast ausschließlich aus der inneren Heilkunde. Aber auch soziale Barrieren standen lange Zeit einer weitreichenden Akzeptanz des gelehrten Mediziners durch die Bevölkerung entgegen. Die geringeren Gebühren und die bessere Verfügbarkeit der nicht-akademischen Heiler waren weitere Gründe dafür, dass Letztere die Bedürfnisse der breiten Bevölkerung adäquater beantworteten als die gelehrten Mediziner.

Unter den Ulmer Stadtärzten des späten Mittelalters und der frühen Neuzeit sind vor allem Heinrich Steinhövel, Johannes Stocker, Eberhard Gockel, Johann Frank, Gregor Horst und Johannes Scultetus sowie die Ärztin Agathe Streicher zu nennen. Im Folgenden werden noch einige in Ulm

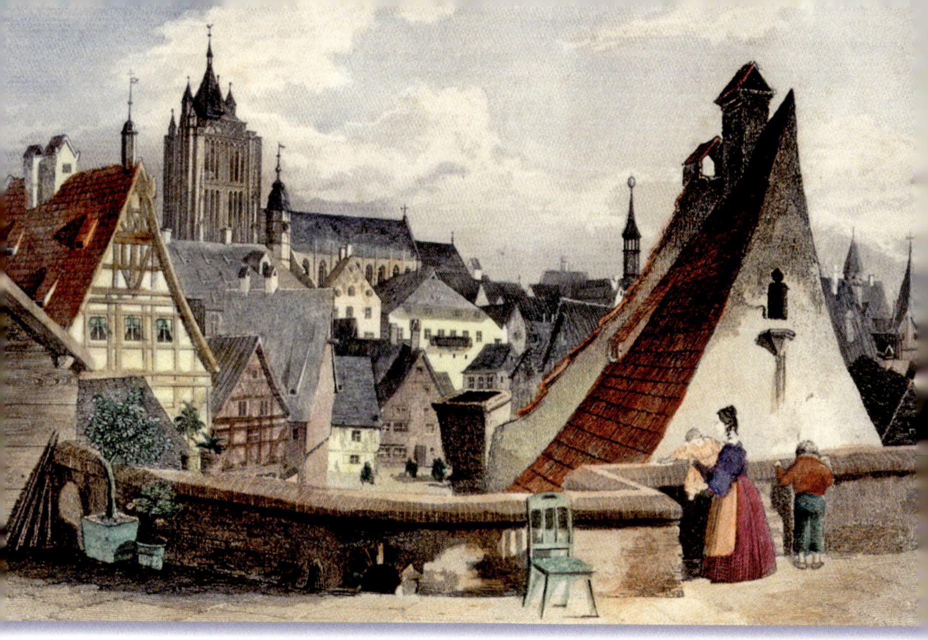

Abb. 5: Historische Ansicht Ulms mit dem unvollendeten Münsterturm aus dem Jahre 1840

nachweisbare Tätigkeiten von diesen und anderen Ärzten, Apothekern und Heilern in Beziehung zu ihren spezifischen Wirkungsstätten und den heute noch aufzufindenden Spuren ihrer Tätigkeit an verschiedenen Orten der Stadt gesetzt und die Orte beschrieben.

Das Ulmer Münster

3

Zu seiner Blütezeit im 14. und 15. Jahrhundert war Ulm nicht nur eine der mächtigsten und durch den Barchenthandel prosperierensten Städte im Alten Reich, sondern auch Vorort in den verschiedenen (schwäbischen) Bündnissystemen. Augenfälligstes Zeugnis dieses »goldenen Zeitalters« ist das Ulmer Münster. 1377 wurde der Grundstein der neuen Marien-Kirche gelegt, die ein älteres Gotteshaus »ennet Velds«, d.h. außerhalb der Stadtmauern gelegen, als Pfarrkirche ablöste. Den Grundstein für die neue Bürgerkirche legte der damalige Altbürgermeister Lutz Krafft, wie ein entsprechendes Relief am dritten südöstlichen Mittelschiffpfeiler zeigt. Aus der alten Pfarrkirche »ennet Velds« wurden zahlreiche Hausteine verwandt und ebenso ganze Portale abgebrochen und wieder in das neue Gotteshaus eingesetzt.

Nach der Einführung der Reformation in Ulm wurde der Münsterbau 1543/44 auch aus Geldmangel eingestellt und damit der Turm nicht weitergebaut. Im Ratsprotokoll lautet der Eintrag wörtlich: »Mit dem Bau am Münster soll zur Verhütung costens und aines Ehrsamen Rats schimpf und spot stille gestanden werden.«[7]

Erst 1844 wird die Münsterbauhütte wieder eingerichtet und 1890 – mehr als 500 Jahre nach der Grundsteinlegung von 1377 – der Kirchenbau abgeschlossen und der Westturm gemäß dem ursprünglichen Plan des Münsterbaumeisters Matthäus Böblinger (1477-1494) vollendet. Der 161,53 Meter hohe Westturm ist das Wahrzeichen der Stadt und der höchste Turm eines christlichen Gotteshauses weltweit.

Bei der künstlerischen Ausgestaltung des Münsters finden sich auch Begebenheiten oder Personen, die in medizinhistorischer Sicht von Interesse sind.

Das Hauptportal und die vier Elemente

Das *Hauptportal* in der Vorhalle auf der Westseite des Münsters entstand in der Zeit von 1385-1429 und nimmt nahezu die gesamte Breite des Turmes ein. Das große Tympanonrelief über den beiden flachbogigen Eingangstüren zeigt in drei fortlaufenden Streifen die Schöpfungsgeschichte. Die Erschaffung der Welt wird hier in vielen Details wiedergegeben, wobei die Reliefs von links oben nach rechts unten zu lesen sind. Korrekterweise müsste neben den Szenen der Schöpfung von Himmel und Erde, von Tag und Nacht und

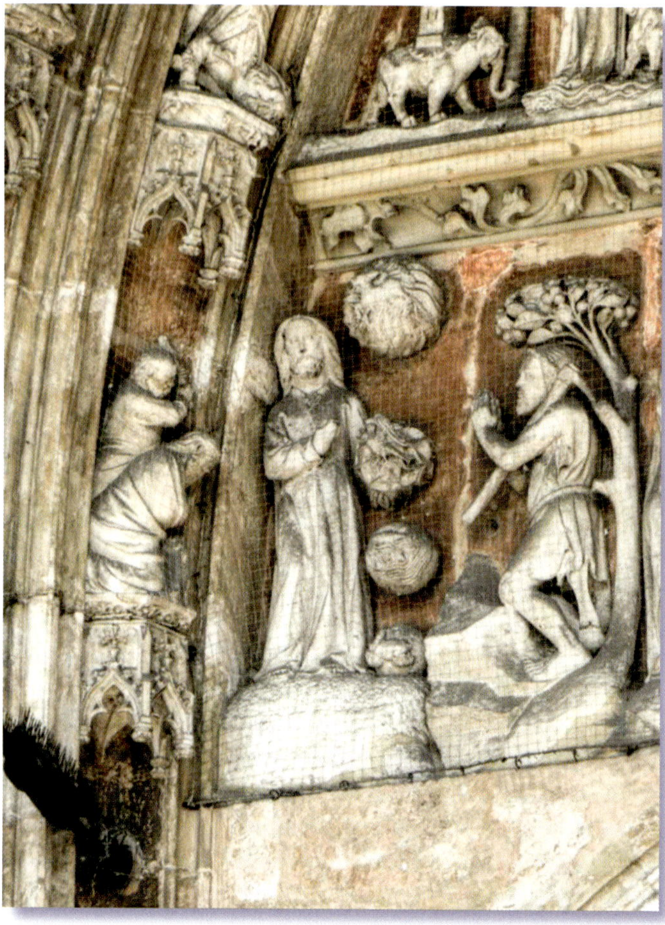

Abb. 6: Gott Vater bei der Erschaffung der vier Urstoffe – Ausschnitt vom Hauptportal des Ulmer Münsters

der Gestirne auch das Entstehen der vier Weltgrundstoffe Erde, Wasser, Feuer und Luft zu sehen sein. Doch beim Versetzen der Steinblöcke geriet dieses Bild nicht an den richtigen Ort und ist nun unten links, nach der Vertreibung aus dem Paradies, platziert. Die Darstellung zeigt Gott Vater, der im Begriff ist, die vier Urstoffe zu erschaffen. Entsprechend ihres spezifischen Gewichtes sind die einzelnen Elemente von unten nach oben als unterschiedlich große Kugeln angeordnet. Diese Anordnung beruht auf der Lehre des großen vorsokratischen Naturphilosophen Empedokles (492-432 v. Chr.). Er war der erste, der eine Verbindung zwischen den Weltgrundstoffen und den vier Grundqualitäten (feucht, trocken, warm, kalt) herstellte. Er war es auch, der das Mischungsverhältnis der Körpersäfte (Harmonie = Synkrasie = Gesundheit; Disharmonie = Dyskrasie = Krankheit) entsprechend der Elemente und der Qualitätenlehre in seinem Krankheitskonzept angedeutet und damit das Fundament für die spätere Säftelehre gelegt hat.

Diese vielhundertjährige Theorie von der Entstehung der Krankheiten ist heute überwunden, jedoch in bestimmten Vorstellungen noch lebendig.

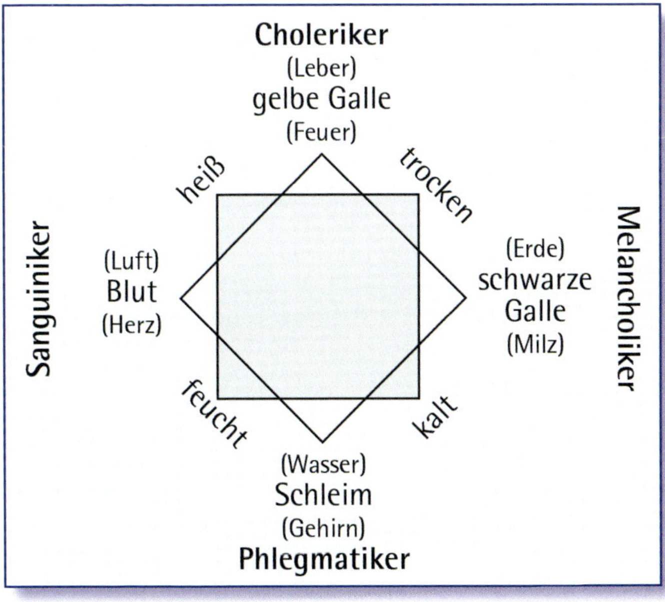

Abb. 7: Schema zur Humoralpathologie

Die Lehre von den vier Körpersäften

Die mittelalterliche Medizin ist geprägt durch das antike Erbe der »Säftelehre« (Humoralpathologie), die bereits Empedokles (492-432 v. Chr.) beschreibt und die ein ganz wesentliches Element im Gedankengut des Hippokrates von Kos (460-377 v. Chr.) darstellt. Hippokrates überträgt das Schema der vier makrokosmischen Elemente Feuer, Wasser, Erde und Luft auf den Mikrokosmos des Menschen und leitet daraus die Lehre von den vier Körpersäften – Blut, Schleim, schwarze und gelbe Galle – ab. Diesen vier Säften sind die vier Elemente und die vier Qualitätenpaare »heiß und trocken« (gelbe Galle), »kalt und trocken« (schwarze Galle), »nass und heiß« (Blut) sowie »nass und kalt« (Schleim) zugeordnet. Eine Störung des Gleichgewichts zwischen diesen Säften bzw. ihren Eigenschaften ist Ursache aller Krankheiten.
Fünfhundert Jahre später systematisiert Galenos von Pergamon[8] (129-200 n. Chr.) die Viersäfte-Lehre, legt sie seinem Krankheitskonzept zu Grunde und trägt zu ihrer Verbreitung im gesamten römisch beherrschten Mittelmeerraum bei.
Auf die Lehren des Hippokrates und des Galenos geht die weitverbreitete Zuordnung aller individuellen Unterschiede in der Persönlichkeitsstruktur auf vier Temperamentformen (Choleriker, Melancholiker, Sanguiniker, Phlegmatiker) zurück. Hippokrates und Galenos sahen diese als Ergebnis der Mischung der Körpersäfte, des Blutes (lat. *sanguis* – Sanguiniker), des Schleimes (griech. *phlegma* – Phlegmatiker), der schwarzen Galle (griech. *melas cholos* – Melancholiker) und der gelben Galle (*cholos* – Choleriker) an. Im 20. Jahrhundert erhielt der Temperamentbegriff eine entscheidende Neufassung. Dennoch ist die auf der Säftekonzeption beruhende Charakterlehre auch heute noch im Volksglauben fassbar.
In der Therapie, die auf die Wiederherstellung des Mischungsverhältnis der Körpersäfte zielt, sind evakuierende Maßnahmen (Aderlass, Schröpfen, Abführen, Erbrechen und Niesenlassen) typisch, wobei in die therapeutische Konzeption die Eigenschaften der vier Elemente sowie die ihnen zugeordneten Jahreszeiten Frühling, Winter, Sommer und Herbst einzubeziehen sind. Die wichtigste diagnostische Methode

der Säftelehre ist seit dem Mittelalter die Harnschau. Die Humoralpathologie prägte bis weit in die Neuzeit im europäischen Abendland die Auffassung von Krankheit und Gesundheit.

Die Kirchenpatrone des Ulmer Münsters

Die vier Steinskulpturen der Freipfeiler am Hauptportal zeigen die vier Kirchenpatrone des Ulmer Münsters, Maria, Antonius, Vinzenz und Martin. Aus medizinhistorischer Sicht ist vor allem der *Heilige Antonius* interessant. Er lebte von 251/252 bis 356 in Mittelägypten als Einsiedler. Der Heilige Antonius ist der Schutzheilige der Bauern und ihrer Nutztiere, aber auch der Sauhirten und Metzger. Daneben gilt er als Schutzheiliger gegen das Antoniusfeuer. Hierbei handelt es sich um eine im Mittelalter besonders in Frankreich vorkommende epidemische Krankheit, wahrscheinlich die brandige Form der Mutterkornvergiftung. Durch das Gebet zum Heiligen Antonius sollte man von dieser Krankheit geheilt werden.

Zum Dank für die Genesung seines Sohnes vom Antoniusfieber stiftete Gaston, ein reicher Ritter der Dauphiné, 1095 den Hospitalorden der Antoniter. Die Erfolge in der Therapie dieser heimtückischen Krankheit machten die Antoniter zum bekanntesten Spitalorden der mittelalterlichen Christenheit mit Niederlassungen in ganz Europa.

HINWEIS: Das Museum im Ordenshaus der Antoniter in Memmingen erläutert das Alltagsleben in einem mittelalterlichen Spezialkrankenhaus.

Die Mutterkornvergiftung

Das Mutterkorn *(Claviceps pupurea)* ist ein parasitisch in Fruchtknoten von Gräsern, besonders des Roggens, lebender

Schlauchpilz. Dieser bildet einen schwarzvioletten, harten, bis 2 cm langen Körper, der statt je eines Getreidekorns in den Ähren auswächst. Das Mutterkorn enthält verschiedene giftige und psychisch aktive Alkaloide. Deshalb kam es früher, vor allem in nassen Jahren, durch den Verzehr von Getreide, das mit Mutterkorn verunreinigt war, zu schweren Vergiftungen. Sie wurden in unterschiedlicher Weise als Kriebelkrankeit, Ergotismus oder »Antoniusfeuer« bezeichnet. Man unterscheidet zwischen *Ergotismus convulsivus*, einhergehend mit Kribbeln in der Haut, Schwindel, Ohrensausen, Mattigkeit, Übelkeit, Erbrechen, Durchfällen, schmerzhaften Kontrakturen der Arm- und Beinmuskeln sowie Krampfanfällen, und *Ergotismus gangraenosus*. Diese brandige Mutterkornvergiftung ist durch brennende Schmerzen, Schwarzwerden, trockenen Brand und Abfallen der Glieder gekennzeichnet.

Der erste Physikus

Aus der Frühphase des Münsterbaus stammt folgendes Zeugnis ärztlichen Wirkens: Die Tafel des Ulmer Physikus Heinrich Rayser aus Riedlingen, des ersten vereidigten Stadtarztes, an der Wand im Südschiff des Münsters.

Mit Heinrich Rayser taucht im Ulmer Umfeld das Wort Physikus zum ersten Mal auf, das heißt, Rayser hatte an einer Universität studiert und promoviert. Rayser war wohl der erste akademisch ausgebildete Arzt, der in Ulm praktizierte.

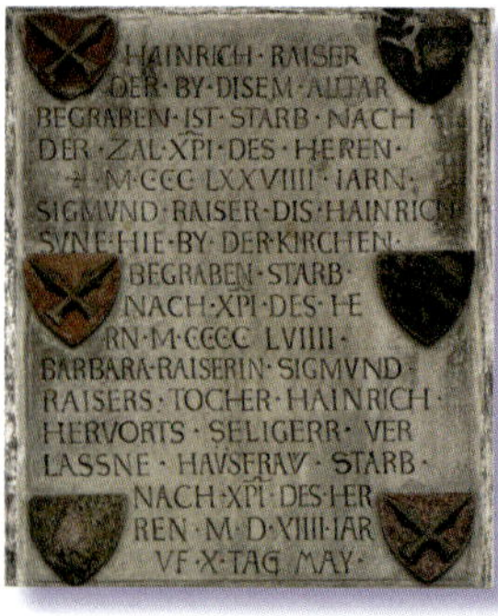
HAINRICH · RAISER
DER · BY · DISEM · ALTAR
BEGRABEN · IST · STARB · NACH
DER · ZAL · XPI · DES · HEREN ·
M · CCC LXXVIIII · IARN ·
SIGMVND · RAISER · DIS · HAINRICH
SVNE · HIE · BY · DER · KIRCHEN ·
BEGRABEN · STARB ·
NACH · XPI · DES · HE
RN · M · CCCC LVIIII ·
BARBARA · RAISERIN · SIGMVND ·
RAISERS · TOCHER · HAINRICH ·
HERVORTS · SELIGERR · VER
LASSNE · HAVSFRAV · STARB ·
NACH · XPI · DES · HER
REN · M · D · VIIII · IAR
VF · X · TAG · MAY ·

Abb. 8: Tafel des ersten Ulmer Physikus Heinrich Rayser

Wie vermutlich auch später mit seinen Nachfolgern, schloss die Stadt mit Heinrich Rayser einen Vertrag, in dem seine Aufgaben und Privilegien festgelegt waren.

Das Relief über der Tafel zeigt den Stammbaum Christi mit Maria, darunter Anna (die Mutter Mariens) und ihren Ehemann Joachim zwischen den Stiftern. Die lateinische Inschrift lautet in deutscher Übersetzung:

»Im März des Jahres 1378 wurde dieser Altar zu Ehren der Heiligen Dreifaltigkeit, der Heiligen Anna und aller Märtyrer, zum Seelenheil des Doktors Johannis, Sohn des Ulmer Physikus Heinrich, wie des Sohnes des Doktors Cunrad [Konrad] in Rottweil, der genannten Brüder Rayser aus Riedlingen sowie deren Nachkommen und Ehefrauen gewidmet.«[9]

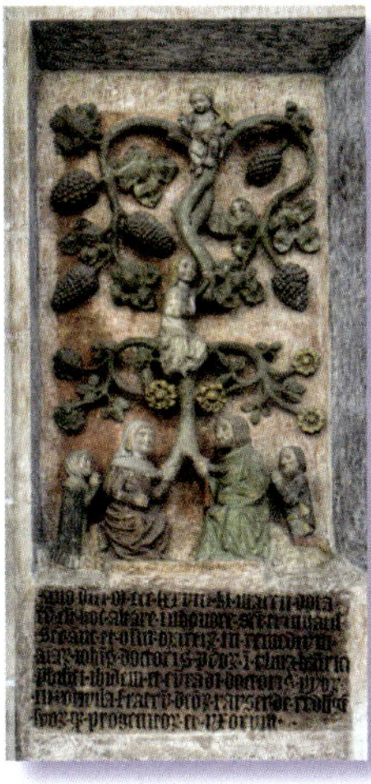

Abb. 9: Relief über der Rayser-Tafel im Ulmer Münster

Die Heilige Apollonia und der Heilige Erasmus

Im Mittelschiff des Münsters stellen zwei der wenigen noch erhaltenen Fresken die Heilige Apollonia und den Heiligen Erasmus dar.

Apollonia soll der Legende nach im 3. Jahrhundert n. Chr. im ägyptischen Alexandria gelebt haben. Eine Version ihrer Vita beschreibt die Standhaftigkeit der frühen Märtyrerin, die, als man ihr die Zähne ausschlug und sie mit dem Feuertod bedrohte, betend in die Flammen sprang. Ihre Attribute sind Zangen und Zähne. Sie wird meist als Heilige Jungfrau dargestellt und zusammen mit der Heiligen Lucia gegen Zahn- und Augenleiden angerufen.

Ebenfalls an der Wende vom 3. zum 4. Jahrhundert lebte Erasmus in Antiochien,[10] einem frühen Zentrum der Christenheit. Unter Kaiser Diokletian wurde er verfolgt, überlebte der Legende nach jedoch verschiedene Folterungen, wie das Herausreißen der Gedärme. Mit göttlichem Beistand soll er befreit worden und nach Formia in Italien gelangt sein, wo er 303 n. Chr. in hohem Alter starb. Seit etwa 1300 wird er zu den vierzehn Nothelfern gezählt und oft mit einer Seil-

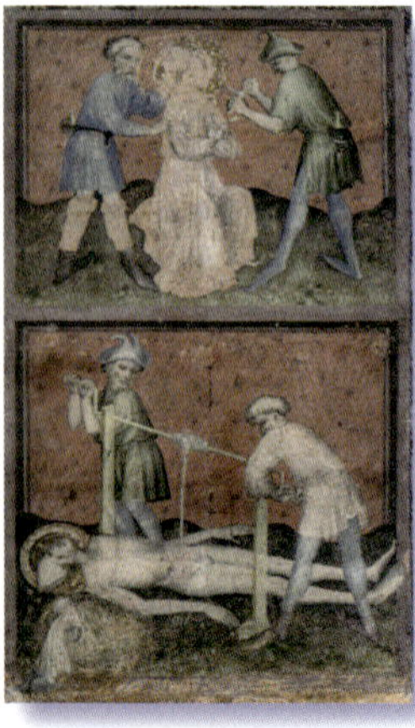

Abb. 10: Die Heilige Apollonia und der Heilige Erasmus

winde dargestellt. Das Bild der Winde, mit der man angeblich die Gedärme des Heiligen herausgedreht hat, führte dazu, ihn als Helfer bei Magen- und Darmkrankheiten anzurufen. Gleichzeitig wird die Winde auch mit Schiffstauen in Verbindung gebracht, weshalb er außerdem als Schutzpatron der Seeleute gilt. Wenn die Matrosen ihre Segel wie bei einem Feuer glühen sahen – elektrische Ladungen, die sich bei schweren Gewittern an Schiffsmasten entladen – , erkannten sie darin St. Elmos (Erasmus) Geist und glaubten sich durch ihn geschützt, ein gutes Omen. So benannten sie dieses Phänomen nach ihm, weshalb es noch heute Elmsfeuer genannt wird.

Das Sakramentshaus

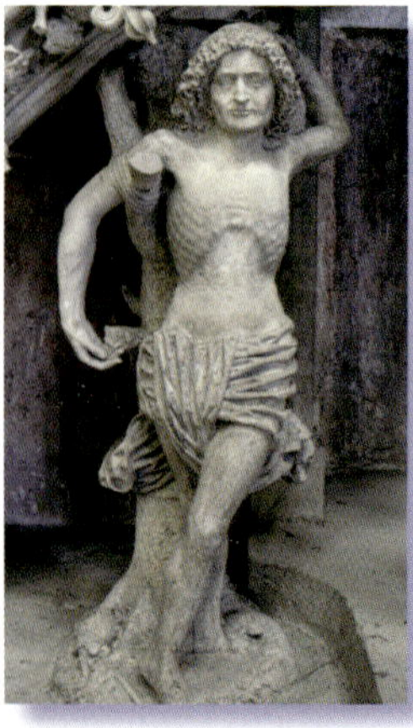

Abb. 11: Der Heilige Sebastian

Das 26 Meter hohe Sakramentshaus am Choreingang stammt aus dem 15. Jahrhundert. In seinem mehrgeschossigen Baldachin stehen sowohl Stein- als auch Holzskulpturen alttestamentarischer Propheten. Die Treppen, die zum Gehäuse führen, werden von den Schutzheiligen *Sebastian* (links) und *Christophorus* (rechts) getragen. Der in Mailand (möglicherweise auch im heutigen Narbonne) geborene Heilige Sebastian soll ein christlicher Angehöriger der Leibgarde des Kaisers Diokletian gewesen sein. Nachdem sein christliches Bekenntnis offenbar geworden war, überlebte er die Hinrichtung durch Pfeilschüsse, wurde allerdings im Jahre 288 n. Chr. zu Tode geprügelt. Seit dem Auftreten der Pestepidemien galt er als Schutzheiliger gegen den schwarzen Tod. Sein Beistand wurde zur Abwehr der »Pestpfeile« angerufen. In neuerer Zeit erfährt der Heilige Verehrung als Schutzpatron gegen Aids.

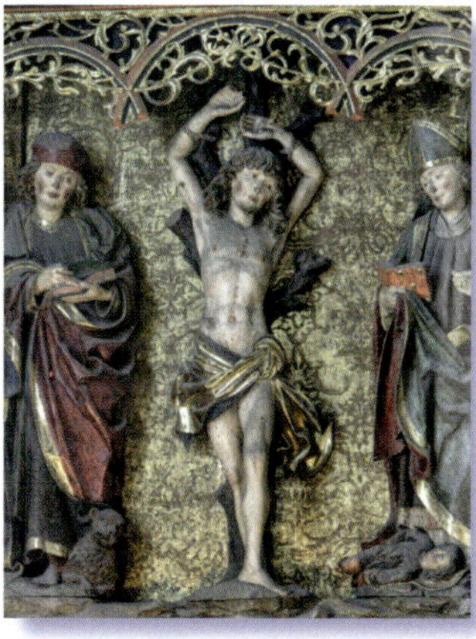

Abb. 12: Der Heilige Sebastian am gleichnamigen Altar in der Neithardtkapelle des Ulmer Münsters

In der nördlich des Chores gelegenen Neithardtkapelle steht ein dem Heiligen Sebastian gewidmeter Altar (siehe auch S. 106 und 109).

Der historisch nicht nachweisbare Heilige Christophorus soll ein hünenhafter Eremit gewesen sein, welcher der Legende nach das Jesuskind über eine Furt trug. Dabei sei das Kind immer schwerer geworden, so dass Christophorus es nur unter größter Anstrengung sicher an das andere Ufer brachte. Erst da habe er erkannt, dass er nicht ein einfaches Kind, sondern Christus, den er schon lange suchte, getragen habe. Um seine außerordentliche Größe zu demonstrieren, wird Christophorus oft mit einem Baumstamm als Stütze in den Fluten abgebildet. Als einer der vierzehn Nothelfer gilt er als der Schutzheilige gegen den bösen, den jähen, unvorbereiteten Tod. Im Münster ist er auch als Fresko auf einem der Mittelschiffpfeiler zu sehen.

Das Chorgestühl

Das Chorgestühl entstand unter der Gesamtleitung von Jörg Syrlin dem Älteren in den Jahren 1469 bis 1474. Nicht nur wegen der exquisiten Schnitzarbeiten, insbesondere die der Wangenbüsten, sondern auch aufgrund des damals sehr modernen Bildprogrammes gilt es als eines der schönsten Chorgestühle Europas. Oft wird es als »bildliche Enzyklopädie der göttlichen Offenbarung« beschrieben. Die Nordseite (Evangelienseite) zeigt Darstellungen von Männern, die Süd- oder Epistelseite Reliefs und Büsten von Frauen. Auf beiden Seiten verteilen sich diese Darstellungen auf drei Ebenen, nämlich:

- Gestalten des Neuen Testaments und Heilige
- Propheten, Prophetinnen und Könige des Alten Testaments
- Persönlichkeiten der griechischen und römischen Antike sowie Seherinnen aus der Antike.

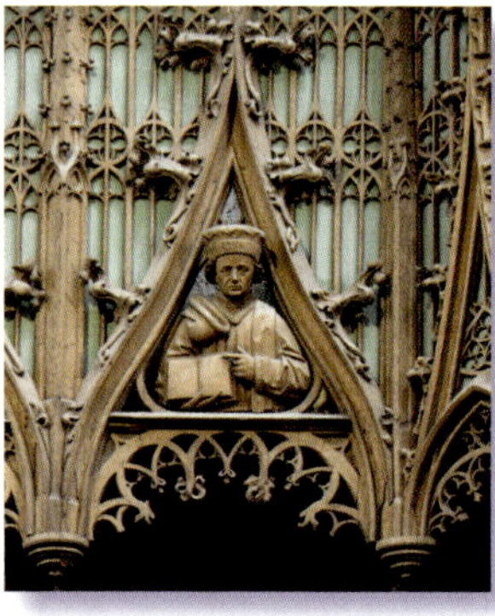

Abb. 13: Der Heilige Kosmas

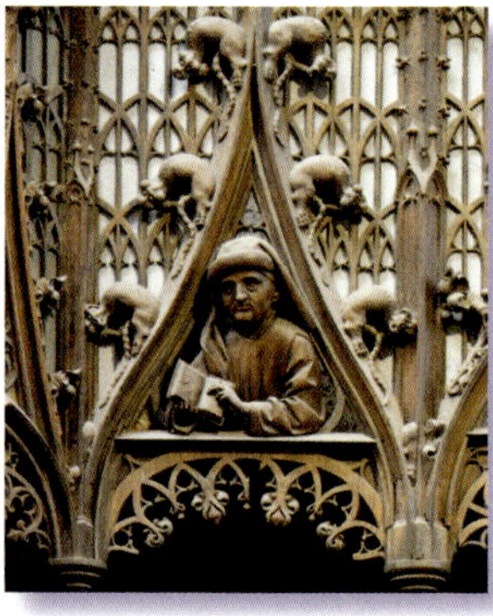

Abb. 14: Der Heilige Damian

Auf der oberen Ebene befinden sich Apostel, Märtyrer, Zeit- und Blutzeugen Christi als Vertreter des Neuen Testaments. Sowohl auf der Männer- als auch auf der Frauenseite sind ganz im Osten die Büsten der Evangelisten Matthäus und Lukas zu sehen. Im Westen würde man analog dazu die Evangelisten Markus und Johannes erwarten. Zur Zeit der Pestepidemie um 1473 wird diese Anordnung jedoch geändert: Dargestellt sind nun die Arzt- und Apothekerpatrone *Kosmas und Damian*. Im Nordwesten finden wir den Heiligen Damian, im Südwesten (auf der Frauen- oder Epistelseite) den Heiligen Kosmas.

Wilhelm R. Dietrich schreibt in seiner Kosmas und Damian-Biographie: »Nach der örtlichen Überlieferung ist rechts St. Kosmas und links St. Damian. Die Halbfiguren sind fensterartig von Kielbögen umrahmt. Recht gegensätzliches Temperament spricht aus ihren Zügen. Während Kosmas als ein von der Ratio bestimmter Typus zweifelnd aufblickt, strahlt vom pausbäckigen Damian eine eher griesgrämige Biederkeit aus. Aber beide scheinen mit dem, was um sie her gegen die Pest passiert, nicht sehr einverstanden, und beiden ist gemeinsam, dass sie eindringlich und auffordernd in ihre Bücher zeigen, vielleicht solche der vielen Pest-Regimina. Das Buch als allein kennzeichnendes Attribut der Ärztebrüder tritt hier erstmals in Erscheinung. Offenbar begann es sich als bildgewordenes Merkmal zu verselbständigen, als der akademisch ausgebildete Heilkundige aus dem Laienstand im 15. Jahrhundert selbstverständlich geworden war und die ihm beigegebene Bezeichnung ›Buch-arzt‹ aus den Schriftquellen verschwand.«[11]

Der Überlieferung nach wurden die Zwillingsbrüder Kosmas und Damian im 3. Jahrhundert in Syrien geboren, behandelten unentgeltlich Kranke und versuchten diese zum Christentum zu bekehren. Der Legende nach gelang ihnen sogar eine Beintransplantation. Sie starben 303 n. Chr. in Aigai in Kilikien[12] den Märtyrertod durch Enthauptung, nachdem sämtliche vorherigen Versuche, sie durch Ertränken, Verbrennen, Steinigung und Pfeilschüsse zu töten, fehlgeschlagen waren.

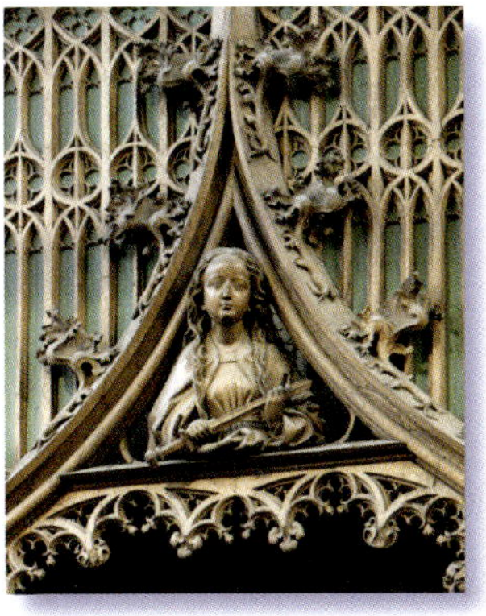
Abb. 15: Die Heilige Lucia

Bei *Lucia*, um ein weiteres Beispiel aus der oberen Ebene des Chorgestühls zu nennen, handelt es sich um eine jungfräuliche Märtyrerin des 3. und 4. Jahrhunderts. Sie wurde in

Syrakus auf Sizilien geboren. Der Legende zu Folge wurden ihr während ihres Martyriums die Augen ausgestochen, doch habe sie von Maria schönere Augen erhalten. Deswegen wird Lucia bei Augenleiden um Beistand gebeten.

Auf der zweiten Ebene des Chorgestühls erkennen wir in den Dorsalen Reliefs von Propheten, Prophetinnen und Königen aus dem Alten Testament, welche nach christlicher Überlieferung das Kommen Jesu ankündigen.

In der *dritten Ebene, der Reihe der Wangenbüsten*, sind auf der Frauenseite Sybillen – Orakel des Altertums –, deren Vorhersagen später christlich umgedeutet wurden, in der Mode des späten Mittelalters dargestellt. Auf der Männerseite sind es berühmte Dichter, Redner, Philosophen und Wissenschaftler der Antike, z. B. Vergil, Cicero, Pythagoras und Ptolemäus.

Damit weist das ikonographische Programm des spätmittelalterlichen Chorgestühls bereits deutliche Einflüsse humanistischen Denkens auf. Ulm weist sich auch dadurch als geistig aufgeschlossene Innovationsregion der damaligen Zeit aus.

Ulmer Stadtärzte und humanistisches und reformatorisches Gedankengut

Mit dem Chorgestühl als einer der Höhepunkte des künstlerischen Schaffens ging ein lebendiges geistiges Leben in der Stadt im späten 15. Jahrhundert und dann der frühen Reformationszeit einher. Bedeutende Vertreter des Humanismus und der evangelischen Bewegung waren dabei auch Ärzte der Stadt.

Heinrich Steinhövel wurde im Jahr 1412 in Weil der Stadt geboren. Er studierte Medizin in Wien und Padua und wurde dort 1443 zum Doktor der Medizin promoviert. Hier kam er auch mit dem italienischen Humanismus in Berührung. Nach akademischer Lehrtätigkeit an der Universität Heidelberg und einer Stelle als Stadtarzt in Esslingen wurde er 1450 zum Stadtphysikus in Ulm bestellt und wirkte in dieser Zeit auch als Leibarzt des Grafen Eberhard von Württemberg.

Steinhövel gehört zu den bedeutendsten Repräsentanten des Frühhumanismus in Deutschland. Er übersetzte unter anderem Werke von Apollonius, Petrarca und tat sich besonders als Übersetzer der Werke von Boccaccio hervor, z. B. *De claris mulieribus – Von den synnrychen erluchten Wyben* oder *Historia Griseldis.* 1476 veröffentlichte Steinhövel eine Sammlung aesopischer Fabeln nach verschiedenen lateinischen Fassungen. Den Ulmer *Aesop* würzte Steinhövel mit einer Lebensbeschreibung des Aesop, Erzählungen von Petrus Alphonus und Poggios. Die Erzählungen Poggios – amouröse Abenteuer verheirateter Frauen – bewirkten, dass der neue Aesop zu einem Bestseller seiner Zeit wurde.[13] Steinhövels Leistung bestand darin, dass er im Gegensatz zu anderen Humanisten die Werke Boccaccios und die Aesopschen Fabeln keinesfalls wortwörtlich vom Lateinischen ins

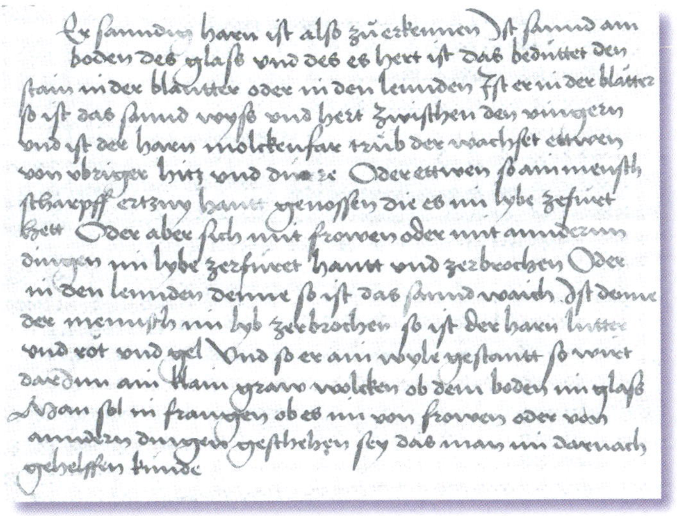

Abb. 16: Harnrezept aus Steinhövels Arzneibuch Maister Constantini

Deutsche übertrug, sondern eine sinngemäße, dem damaligen Sprachduktus angepasste Übersetzung wählte. Ferner sorgte er dafür, dass Ulm zu einem Zentrum der frühen Buchdruckerkunst wurde, indem er den Augsburger Buchdrucker Johannes Zainer ab 1472 nach Ulm holte. In der Zainerschen Druckerei erschien 1473 als erstes Werk Steinhövels Pestbüchlein: *Buochlin der ordnung / wie sich der mensch halten sol / zu den zyten dieser grüselichen kranckheit* (siehe S. 109-111). Insgesamt scheint das Thema Medizin den passionierten Übersetzer nicht sonderlich gereizt zu haben. Nach dem Pestbüchlein ist seine einzige bisher bekannte Schrift medizinischen Inhalts das Maister Constantini Buch (siehe S. 35).[14] Hierbei handelt es sich um ein Arzneibuch, das wie alle bis dahin bekannten deutschsprachigen Arzneibücher als Kompilation von Kenntnissen aus zahlreichen Quellen anzusehen ist, deren wichtigste in diesem Fall Ortolf von Baierland, letztendlich aber wie bei diesem, das Werk des Constantinus Africanus ist. Heinrich Steinhövel starb im Jahre 1479 in Ulm.

Der Ulmer Stadtarzt und Humanist *Wolfgang Rychard* (1485–1544) zählte zu den ersten Anhängern Martin Luthers in der Reichsstadt Ulm. Er nahm dessen Traktate über die »95 Thesen von der Kraft der Ablässe« und »Von der Freiheit eines Christenmenschen« begeistert auf und feierte den Wittenberger in seiner Korrespondenz als »zweiten Elias«.

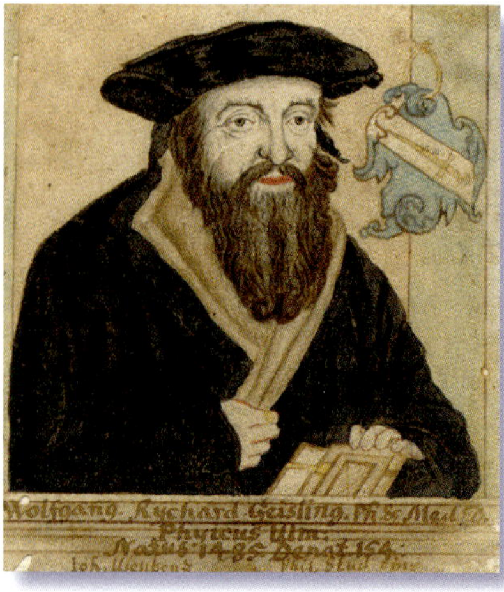

Abb. 17: Portrait des Stadtarztes Wolfgang Rychard

Daneben waren es die beiden Franziskanermönche *Johann Eberlin von Günzburg* (ca. 1470-1533) und *Heinrich von Kettenbach* (gest. 1525), die in ihren Predigten im Ulmer Barfüßerkloster reformatorisches Gedankengut verbreiteten. Die Ulmer Religionspolitik unter Bürgermeister Bernhard Besserer zeigte zunächst einen zwiespältigen Charakter und lavierte zwischen Zustimmung zur neuen Glaubenslehre und Loyalität zum altgläubigen Stadtherrn Kaiser Karl V. Erst 1530 entschied sich die Ulmer Bürgerschaft endgültig für die evangelische Seite und sorgte in den folgenden Jahren und Jahrzehnten für die Konsolidierung eines neuen Kirchenwesens, das Ulm zu einer lutherischen Reichsstadt machte.

Der Münsterplatz und die Umgebung des Münsters 4

Die Ulmer legten 1377 den Grundstein für die neue Pfarrkirche bewusst in ihre Stadtmitte, wie auf dem Vogelschaubild von 1597 des Stadtmalers Philipp Renlin sehr gut zu sehen ist (siehe S. 38f.). Erst zu Beginn des 19. Jahrhunderts wurden im Süden des Münsters die Reste des Ölbergs sowie die Mauern zum Holzmarkt und zum Friedhof und im Südwesten das Barfüßerkloster abgebrochen.

Gegen Ende des Zweiten Weltkrieges, v. a. am 17. Dezember 1944, führten die Bombenangriffe der Alliierten zur großräumigen Zerstörung der Bausubstanz um den Münsterplatz. Das Münster selbst blieb bis auf eine Splitterbombe, die ins Chorgestühl fiel, weitestgehend unbeschädigt. In der Aufbruchsstimmung der Nachkriegszeit entstand das »Sägezahnprofil«, das heute noch die Giebel der Gebäude um den Münsterplatz prägt.

Nach intensiven Debatten um die Ausgestaltung des Münsterplatzes wurde 1987 der Bau des Stadthauses nach Plänen des renommierten New Yorker Architekten Richard Meier beschlossen und – entgegen einem Bürgervotum, das allerdings das notwendige Quorum nicht erreichte – auch gebaut.

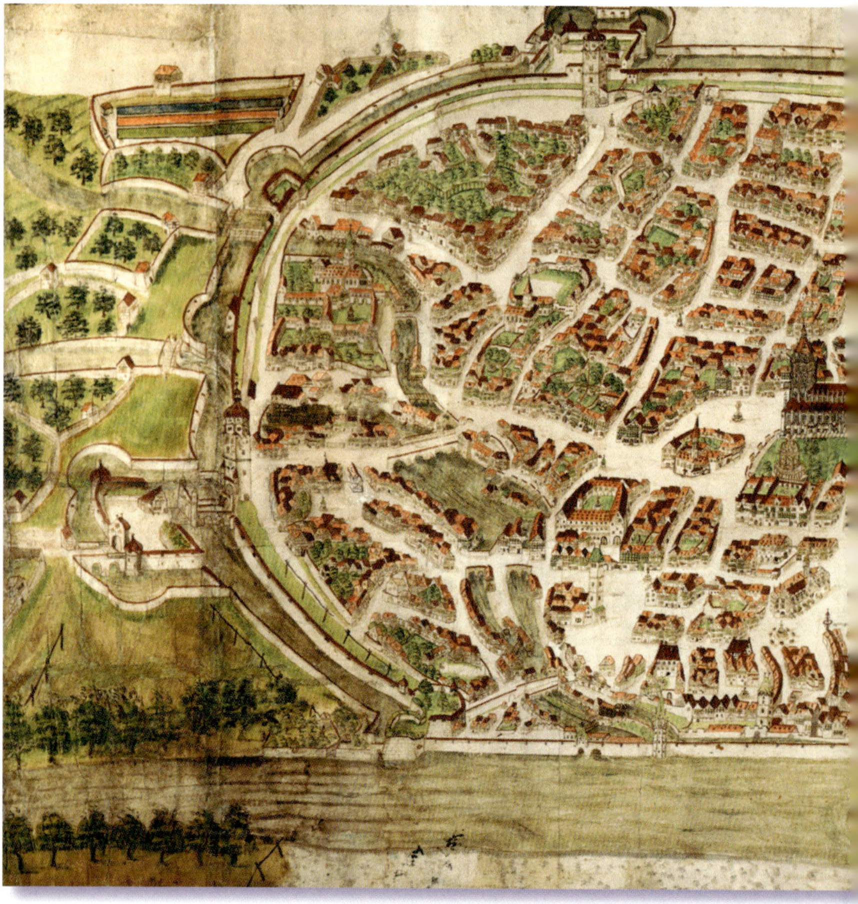

Abb. 18: Vogelschaubild des Stadtmalers Philipp Renlin aus dem Jahre 1597

Medizinhistorische Zeugnisse aus der unmittelbaren Umgebung des Ulmer Münsters umfassen den sowohl archäologisch als auch anthropologisch erschlossenen Friedhof des ehemaligen Barfüßerklosters, das Kuriosum des »fliegenden Steinschneiders« Charles Bernoin und die traditionsreiche Mohren-Apotheke.

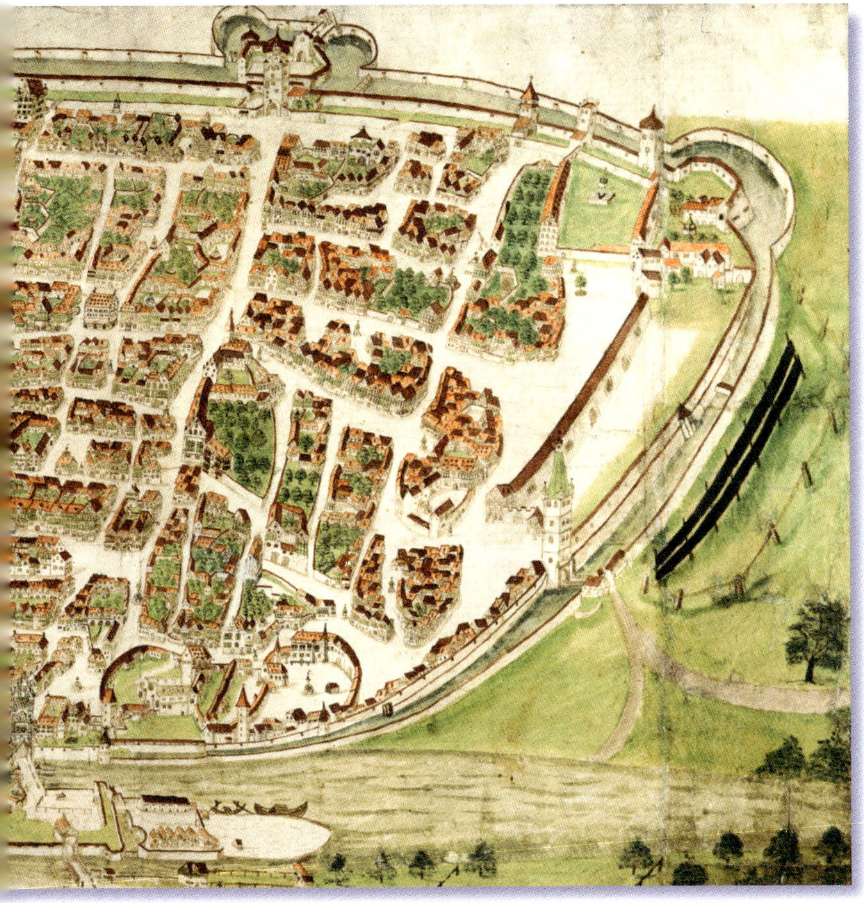

Der Friedhof am Barfüßerkloster

Die Errichtung des Stadthauses und die Neugestaltung des Münsterplatzes waren mit umfangreichen archäologischen Grabungen in den Jahren 1986 bis 1993 verbunden, die neben einigen Alamannen-Gräbern aus dem 7. Jahrhundert auch etwa 500 Skelette aus dem ehemaligen Barfüßerfriedhof zutage förderten. Diese Funde erlauben es, zusammen mit den spärlichen schriftlichen Quellen ein Bild der Sozialstruktur und des gesundheitlichen Zustandes der damaligen Stadtbewohner zu erstellen.

Im Jahre 1229 hatten sich die Barfüßermönche des Franziskanerordens nahe dem Löwentor der damaligen Stauferstadt niedergelassen. Bald darauf wurde auch der dazugehörige Klosterfriedhof angelegt. Dieser erstreckte sich über einen Großteil des heutigen Münsterplatzes und wurde bis 1526 genutzt.[15]

Der geringere Teil der gefundenen Skelette lag im Chor und Schiff der ehemaligen Klosterkirche, die weitaus größere Anzahl im Friedhof vor der Kirche. Die Toten wurden eng nebeneinander und in bis zu fünf Schichten übereinander bestattet. Die Auswertung des Knochenmaterials erfolgte durch die ehem. Abteilung Anthropologie der Universität Ulm.

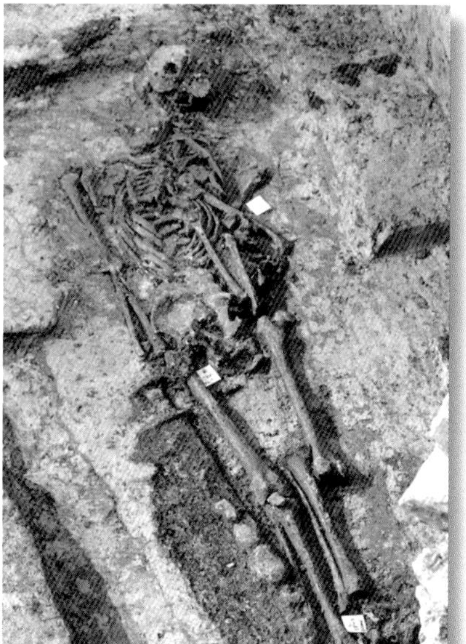

Abb. 19: Skelettfund auf dem Münsterplatz

Die Befunde zeigen, dass die Skelette der Toten im Bereich der Kirche durchschnittlich fünf Zentimeter größer waren als diejenigen, die auf dem Friedhof vor der Kirche lagen. Letztere besaßen zudem einen kräftigeren Körperbau, Gelenkdegenerationen, kräftigere Muskelansatzstellen und verknöcherte Kehlköpfe. Körperhöhe, Körperbau, Abnutzungserscheinungen an Gelenken und Knochen, im Knochenbau sichtbare Krankheiten oder die Verknöcherungen der Knorpel lassen deutliche Rückschlüsse auf Lebensweise und soziale Schichtzugehörigkeit zu, denn Kehlkopfverknöcherungen entstehen als Folge entzündlicher oder rheumatischer Prozesse. Degenerationen und Abnutzungserscheinungen an Gelenken sowie verstärkter Muskelansatz weisen auf schwere körperliche Arbeit hin.

Im Rahmen einer zahnmedizinischen Dissertation wurden 257 Zahnbestände und Kieferfragmente dieser Skelette mit insgesamt 2.799 Zähnen untersucht, wobei Karies-Befall bei 80,9 Prozent aller untersuchten Individuen festgestellt werden konnte, Parodontose bei 93,4 Prozent und Zahnstein bei 95 Prozent.[16]

Auch anhand des Zustandes der Zähne lässt sich eine soziale Differenzierung innerhalb der Bestattungen vornehmen. Die Zähne der in der Kirche beerdigten Toten wiesen vermehrt Karies auf, wohingegen die auf dem Friedhof Bestatteten weniger an Karies als an Abrasionen bis hin zur Öffnung der Pulpa litten. Karies entsteht durch vermehrten Verzehr von mit Zucker oder Honig gesüßten Speisen. Ärmere Bevölkerungsschichten ernährten sich vornehmlich von Brei aus Gerste, Hafer und Hirse. Wenn dem Brei Früchte beigemengt sind, kann der darin enthaltene Fruchtzucker auch zu kariösen Zähnen führen, da die Fruktose aufgrund der klebrigen Konsistenz des Breis lange im Mund verbleibt. Auf billigen Reibsteinen grob gemahlenes Mehl und die daraus resultierende Vermengung von Mehl und Quarzgrus führte vornehmlich bei sozial schwächeren Schichten zu starken Abrasionen der Zähne.[17]

Während in der ehemaligen Klosterkirche mehr Männer- als Frauenskelette gefunden wurden,[18] überwogen auf dem Friedhof die Frauen.[19] Angesichts der sehr hohen Kinder- und vor allem Kleinkindersterblichkeit im Mittelalter und in der frühen Neuzeit wirft das nahezu völlige Fehlen von Kinderskeletten auf dem Barfüßerfriedhof die Frage nach dem Verbleib verstorbener Kinder und Jugendlicher auf.

Charles Bernoin – der »fliegende Steinschneider«

Im 17. Jahrhundert war der Steinschnitt eine Domäne umherreisender Chirurgen. Diese versuchten nicht allein durch operatives Geschick, sondern auch durch gutes Marketing und künstlerische Darbietungen Kranke anzulocken und ihre Dienste zu vermarkten. Im Januar 1671 dienten zentrale Plätze der Stadt dem französischen Steinschneider Bernoin als Ort für seine heute skurril anmutende Werbeaktion. Laut Ratsprotokoll vom Dezember 1670 wurde dem »Operatoir und Schnittarzt Carle Barnoins« [sic] bewilligt, »sich allhier aufzuhalten und seine Kunst zu praktizieren«.[20]

Neben der Genehmigung zur Ausübung seiner ärztlichen Tätigkeit erteilte ihm der Ulmer Rat auch die »Erlaubnis, ein Kunst/Feuer zu präsentieren« und beauftragte den Vorsteher des Zeughauses, ihm »[...] die gebotnen Materialien, nemlich dreißig Pfund Pullver, zwantzig Pfund Salpeters, acht Pfund Schwefels, acht Pfund Kohlen« auszuhändigen.[21]

Charles Bernoin (1615-1673), so der eigentliche Name des in den Ratsprotokollen doch sehr verballhornten Steinschneiders, war bekannt für sein ärztliches Seilfliegen, bei dem er auf einem von einem Turm, in Ulm wahrscheinlich dem Rathausturm, bis zur Erde gespannten Seil bäuchlings auf einem gekerbten Brett lag und mit pulvergefüllten Raketen am Leib »bis an die Metzig« nach unten auf bereitgelegte Polster geschossen wurde. Genau dieses »Begleitprogramm« wurde sein Verhängnis: 1673 stürzte er dabei in Regensburg in die Tiefe und starb.

Das Ulmer Apothekenwesen

Überaus spärlich sind die Akten und urkundlichen Erwähnungen von Ulmer Apothekern des 14. Jahrhunderts. Es ist jedoch mit Sicherheit anzunehmen, dass entsprechend der Bedeutung Ulms schon im 14. Jahrhundert, ja vielleicht analog zu Augsburg, München und Konstanz bereits in der zweiten Hälfte des 13. Jahrhunderts Apotheker ansässig waren.

1364 kam der Apotheker *Engelhardt Engelli* aus Rottweil nach Ulm. Dort war er bis nach 1387 nachweisbar tätig.

Seine Vorgänger und Nachfolger sind nicht bekannt. Seine Frau könnte die 1383 verstorbene Margareta, Tochter des Ulmer Bürgers Heinz Winkel, gewesen sein. Ein entsprechender Grabstein befindet sich im Chor des Ulmer Münsters.[22]

Die ältesten Apotheken Ulms sind:

- 5 die Apotheke »in der Langen Gaß«, die spätere Löwen-Apotheke (erste urkundliche Erwähnung datiert vom 23. August 1364)
- 4a die »Apotheke bei den Barfüßern« am Münsterplatz – seit Mitte des 16. Jahrhunderts bekannt als Mohren-Apotheke
- 7 die »Kron«-Apotheke, Kronengasse 5 (seit Anfang des 17. Jahrhunderts nachweisbar) und
- 6 schließlich die seit dem Ende des 17. Jahrhunderts nachweisbare Engel-Apotheke in der Hafengasse 9.

Somit gab es in Ulm Ende des 17. Jahrhunderts vier Apotheken, hinzu kam noch eine Landapotheke in der Nähe Geislingens im Territorium der reichsunmittelbaren Stadt.[23]

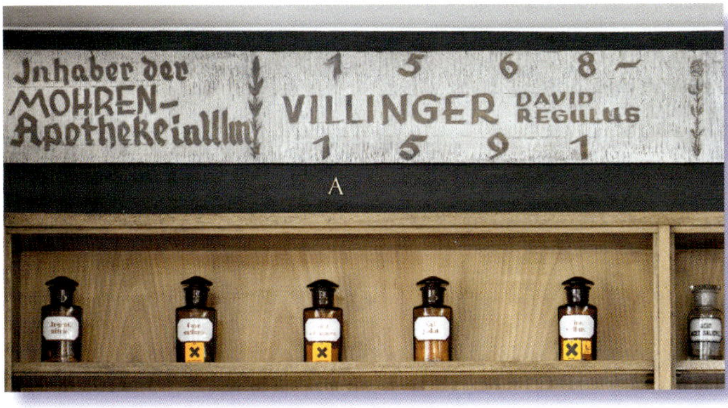
Inhaber der
MOHREN-
Apotheke in Ulm
1 5 6 8 –
VILLINGER
DAVID
REGULUS
1 5 9 1
A

Abb. 20: Schriftband in der Mohren-Apotheke

Die Mohren-Apotheke am Münsterplatz ist seit Mitte des 16. Jahrhunderts bezeugt. Im Februar 1568 bewilligte der Rat der Stadt dem aus Innsbruck stammenden David Regulus Villinger »den Freysitz allhier [...] und dass er auch eine Apotheke halten mag.« Villinger übernahm die seit 1485 als »Apotheke bei den Barfüßern« bestehende Apotheke und führte sie als Mohren-Apotheke fort. Sie ist die zweitälteste Apotheke Ulms nach der Löwen-Apotheke.

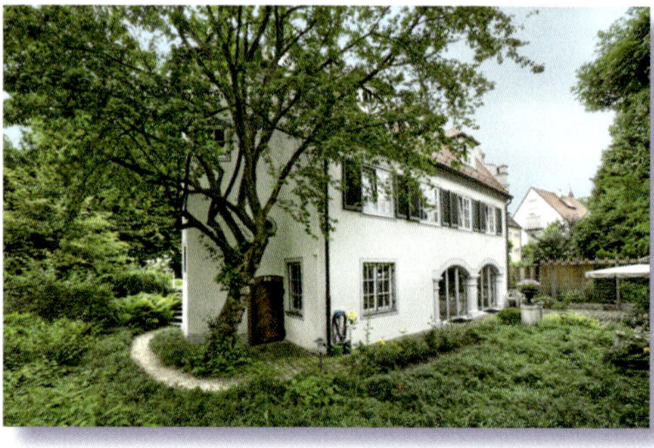

Abb. 21: »Lusthäuschen auf dem Gries« des Mohren-Apothekers im Ulmer Altstadtviertel »Auf dem Kreuz«

Über drei Generationen hinweg verblieb die Apotheke im Besitz der Familie Villinger.

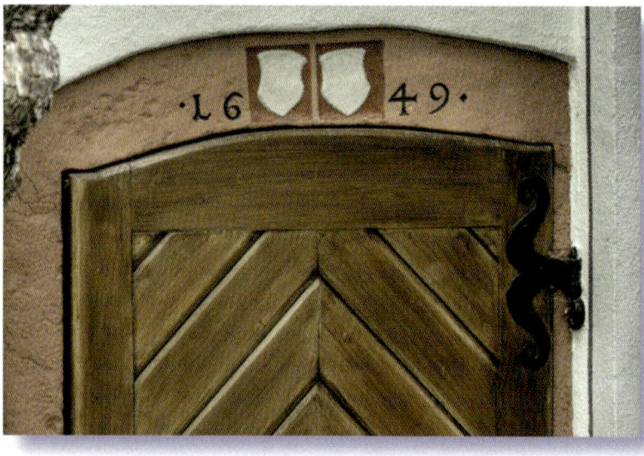

Abb. 22: Tor zum Garten des ehemaligen Griesbades

Nach dem Tod des Mohren-Apothekers Joseph Villinger im Jahre 1635 übernahm sein Sohn Johann Georg (geboren 1610, 1635 Promotion zum Doktor der Medizin und ab 1656 Scholarch des Ulmer Gymnasiums zusammen mit seinem Schwager Johannes Scultetus die Apotheke und führte sie mit Hilfe von Provisoren und Gehilfen fort. Dies geschah entgegen allen Einsprüchen der Stadt und im Widerspruch zur geltenden Medizinalordnung. In der Tradition des schon von Kaiser Friedrich II. im Jahre 1240 verfügten Medizinaledikts durften auch in Ulm Ärzte nicht gleichzeitig als Apotheker arbeiten. 1639 ging die Mohren-Apotheke schließlich an den Apotheker Jakob Cellarius aus Lauingen über.[24]

Jakob Cellarius starb zwei Jahre später. Seine Witwe heiratete den ebenfalls aus Lauingen stammenden Wolfgang Mayer, der in den Gärten des ehemaligen Griesbades im Stadtviertel »Auf dem Kreuz« im Osten der Ulmer Altstadt, das »Lusthäuschen auf dem Gries« besaß.

Der wohl bedeutendste Inhaber der Mohren-Apotheke im 19. Jahrhundert war Carl Reichard (1783-1869). Aus seiner Feder stammen neben seinen persönlichen Erinnerungen die *Geschichte der Apotheken in Ulm und die Die Geschichte der Kriege und Bürgerbewaffnung in Ulm.* Reichard war Kommandant der bürgerlichen Ehrengarde zu Pferd und wurde als solcher von einem württembergischen Hauptmann zum Duell gefordert, aus dem er als Sieger hervorging. Ins Rampenlicht der Ulmer Öffentlichkeit geriet er anlässlich des Baus der Bundesfestung in Ulm und Neu-Ulm (1842-1859) aufgrund seiner kritischen Einschätzung des Festungsbaumeisters Major Freiherr Moritz Karl Ernst von Prittwitz und Gaffron: »Die Persönlichkeit von Prittwitz ist nicht angenehm, sondern vielmehr abstoßend, allein seine Einsichten in den Festungsbau sind ausgezeichnet.«[25]

Apothekerordnungen

Rechte und Pflichten der Apotheker waren in Apothekerordnungen festgelegt. Die älteste Ulmer Ordnung umfasste ursprünglich nur zwölf Absätze und wurde nebst dem angehängten Eid wohl zwischen 1470 und 1480 erlassen. Dieser Ulmer Apothekerordnung geht eine Bestellung vom Jahre 1463 voraus, die bereits wesentliche Teile der späteren Ordnung enthielt. Der Bestellung für die Ulmer Apotheker von

1463 lag eine Nürnberger Apothekenordnung aus der Zeit vor 1463 zu Grunde. Die acht Absätze dieser Nürnberger Apothekerordnung sind, geringfügig erweitert, in der Ulmer Ordnung ebenfalls enthalten. Eine erweiterte Fassung mit 14 Absätzen, die wohl aus den Jahren 1515 bis 1520 stammt, ist in dem um 1530 begonnenen Eid- und Ordnungsbuch niedergeschrieben.[26]

Im Jahre 1588 erstellte der Rat der Stadt in Zusammenarbeit mit anderen Reichsstädten eine verbesserte Ausgabe der Apothekerordnung, die eine *Reformatio* des gesamten Medizinalwesens darstellt und zu jener Zeit als allgemein gültig in Deutschland angesehen werden kann.[27]

Die Regelwerke zur Ausübung der Heilberufe wurden jeweils im Abstand von einigen Jahrzehnten überarbeitet und aktualisiert. Die 1737 erlassene Ordnung hatte bis zum Ende der Reichsstadtzeit im Jahre 1802 Gültigkeit.

Die Apotheker hatten eine lange und anspruchsvolle Ausbildung zu absolvieren, die mit einem Examen rigorosum abgeschlossen wurde. Nach dieser Abschlussprüfung konnten die Apotheker ihrerseits Gesellen ausbilden und Diener (Gehilfen) einstellen, deren Tätigkeiten ebenfalls behördlich geregelt waren. Auch Apotheker, die von auswärts kamen, mussten ein Examen ablegen, um in Ulm arbeiten zu dürfen.[28] Ein Beispiel dafür stellt der »Materialist« (d. h. »Drogist«) Christian Hopfengärtner aus Stuttgart dar, der 1787 die Mohrenapotheke kaufen wollte und deshalb beim Rat der Stadt um Erhalt des Bürgerrechts und um die Genehmigung nachsuchte, vor dem Collegium Medicum das Apothekerexamen ablegen zu dürfen.

Die Medizinalordnungen legten fest, dass die Apotheker nicht selbst Arzneien verordnen und die Ärzte keine Medikamente verkaufen durften – das heißt, es bestand eine eindeutige Trennung der beiden Berufe. Arzneien, welche die Apotheker herstellten, mussten vom Collegium Medicum zugelassen werden. Für die Medikamente und wohl auch die Materialien zur Herstellung von Medikamenten existierten

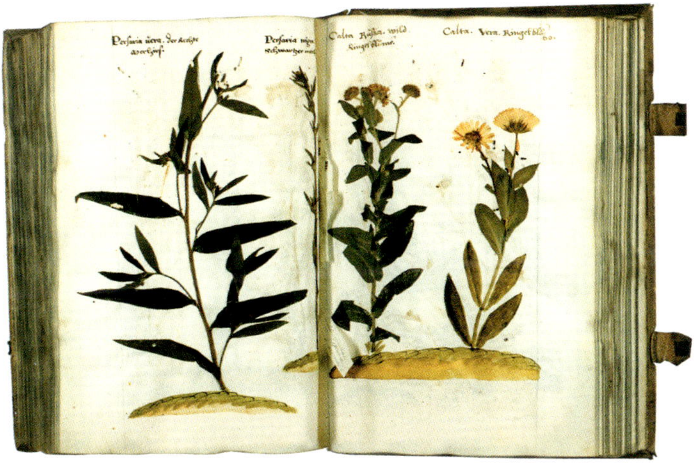

Abb. 23: Seite im Ulmer Herbarium des Schulmeisters Hieronymus Harder, ganz rechts ist die Garten-Ringelblume (*Calendula officinalis*) zu sehen

Preistaxen, die der Rat veröffentlichte und die dem Schutz der Bevölkerung und der Apotheker vor willkürlicher Tarifgestaltung dienten. Zuwiderhandlungen wurden mit Strafen belegt, die Taxordnungen wurden immer wieder modifiziert und der Zeit angepasst.

Kräuterbücher, Herbarien und Apothekergarten 34

Seit undenklichen Zeiten werden Pflanzen als Arzneimittel genutzt. Die Tätigkeit sowohl von Ärzten wie von Apothekern wäre ohne Kräuterbücher und Herbarien nicht vorstellbar gewesen.

Die Ulmer Stadtbibliothek besitzt bedeutende gedruckte Kräuterbücher des 16. Jahrhunderts von Brunfels, Bock und Fuchs. Als erstes umfangreiches Kräuterbuch des Renaissance-Humanismus, richtungsweisend in seiner anschaulichen und exakten Illustrierung, erschien 1530 das Werk

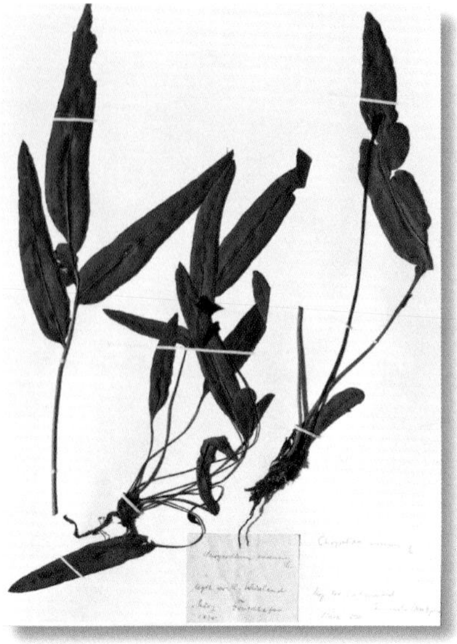

Abb. 24: Tropischer Mangrovenfarn, *Chrysodium/Acrostichum aureum*. Finschafen, Neuguinea, März 1890. Aus der Sammlung Carl Weinland – Herbarium Weinland, Botanischer Garten Ulm

Herbarum vivae eicones des Arztes Otho Brunfels (1488-1534), ein Pflanzenatlas mit mehr als 300 naturgetreuen Holzschnitten. Ihm folgten schon wenig später das *New Kräuterbuch* (1539) von Hieronymus Bock (1498-1554) und die *De historia stirpium commentarii* (1542) von Leonhard Fuchs (1501-1566). Die Texte zu den Abbildungen sind nach einem streng durchgehaltenen Schema gegliedert. Der Überschrift folgen der Abschnitt Name, dann die Kapitel Geschlecht, Gestalt, Standort, Blütezeit und Anwendungsgebiete der Heilpflanzen sowie auch die Art der Arzneizubereitung. Darüber hinaus verfügt die Stadtbibliothek auch über wertvolle Herbarien wie den *Ulmischen Paradiß-Garten* von Johannes Schöpf (1622) und die Lokalflora *Deliciae sylvestres florae Ulmensis* des Stadtarztes Johann Dietrich Leopold von 1728, worin erstmals ausschließlich wild wachsende Pflanzen verzeichnet sind.

Im Stadtarchiv befindet sich das Ulmer Herbarium des Hieronymus Harder (ca. 1523-1607) von 1594. Mit 746 Pflanzen, die sich 699 Spezies zuordnen lassen, stellt es ein natur- und kulturgeschichtlich bedeutendes Dokument dar, da es eines der frühesten Exemplare mit eingeklebten Pflanzen ist. Neben zahlreichen wild wachsenden Blütenpflanzen enthält es auch Sporenpflanzen wie Farne und Schachtelhalme, ebenso einige Kulturpflanzen aus Feld und Garten und sogar erst kurz zuvor in Europa eingeführte amerikanische Arten, beispielsweise Tomate und Tabak.

Im Herbarium der Universität Ulm wird die Pflanzensammlung Weinland mit ca. 5000 Herbarbelegen aufbewahrt. Diese wurde im Verlauf mehrerer Generationen von August Friedrich (1778-1852), David Friedrich (1829-1915), Carl (1864-1891) und Rudolf Weinland (1865-1936) zusammengetragen. David F. Weinland wurde sowohl durch ausgedehnte naturkundliche Studien- und Forschungsreisen in Nord- und Mittelamerika als auch als Leiter des Frankfurter Zoos sowie als Schriftsteller bekannt. Er verfasste das Jugendbuch *Rulaman. Naturgeschichtliche Erzählung aus der Zeit des Höhlenmenschen und des Höhlenbären.* Botanischer Sammlungsschwerpunkt seines Sohnes Carl Weinland war das nordöstliche Neuguinea, das zu seinen Lebzeiten unter deutscher Kolonialherrschaft stand.

Mit einem eigenen Bereich für Heilpflanzen, dem »Apothekergarten«, widmet sich der Botanische Garten der Universität Ulm auch heute noch der phytotherapeutischen Tradition, die in Ulm auf eine lange Geschichte zurückblicken kann.

Johannes Münsinger (1423 bis nach 1502) – Leibarzt des Grafen und Herzogs Eberhard »im Bart«

Am nördlichen Münsterplatz stand an der Stelle des heutigen Geschäftshauses Abt das Wohnhaus des Stadtarztes Johannes Münsinger. Dieser wurde 1423 in Münsingen geboren. Er immatrikulierte sich 1454 an der Universität in Wien und schloss dort das Studium mit dem Doktor der Medizin ab. Er muss sich recht schnell einen guten Ruf erworben haben, da er bereits 1468 den Grafen von Württemberg, Eberhard im Bart, als Leibarzt auf dessen Pilgerfahrt nach Jerusalem begleiten durfte. Nach der Rückkehr von der Pilgerfahrt wurde er für weitere neun Jahre zum gräflichen Leibarzt bei Eberhard bestellt. Laut Vertrag durfte er die ersten drei Jahre noch in Ulm wohnen. Anschließend sollte er nach Tübingen

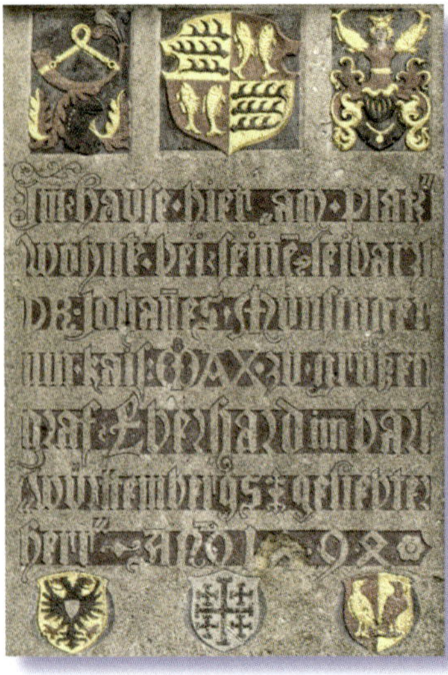

Abb. 25: Gedenktafel an den Besuch Graf Eberhards »im Bart« in Ulm am Kaufhaus Abt

übersiedeln, um dort die 1469 neu gegründete Apotheke zu übernehmen. Diesem Vertrag kam Münsinger nach, denn im Vermögenssteuerregister der Stadt Tübingen wird er 1470 als Betreiber der Stadtapotheke bezeichnet.

Ab 1481 erscheint Johannes Münsinger wieder als geschworener Stadtarzt in Ulm. 1491 verfasste er zusammen mit den Stadtärzten Johannes Stocker und Johannes Jung eine reichsstädtische Hebammenordnung. Münsinger scheint auch von Ulm aus mit Graf Eberhard ein gutes Verhältnis gepflegt zu haben. So verwundert es nicht, dass dieser während seines Besuchs in Ulm 1494, als gerade auch König Maximilian I. in der Stadt weilte, die Einladung des Bürgermeisters Wilhelm Besserer, bei ihm in seinem Haus zu logieren, mit den Worten ausschlug, »dass er übel zu Fuß sei, und gerne bei Dr. Münsinger in seinem Haus sein möchte«. Eine Gedenktafel am Kaufhaus der Ulmer Traditionsfirma Abt erinnert heute an diesen Besuch Eberhards bei Münsinger.

Eberhard, seit 1495 Herzog von Württemberg, fühlte sich seinem einstigen Pilgergefährten und Leibarzt ganz offensichtlich auch persönlich sehr verbunden. Vielleicht war dies – neben der Hoffnung, die man auf Johannes Münsinger als Arzt setzte – auch ein Grund, dass man 1496 den Ulmer Stadtarzt an das Krankenlager des sterbenden Herzogs rief.

Johannes Münsinger selbst, der mit der Ulmer Bürgerstochter Anna Kuhn verheiratet war, starb zwischen 1502 und 1504. Von seinen Kindern machte vor allem der am 29. Juli 1485 geborene Josef als Kanzler von Württemberg während der erzwungenen Abwesenheit Herzog Ulrichs (von

1520 bis 1534 vertrieben) 1531 eine politische Karriere, die allerdings mit der Rückkehr Ulrichs rasch beendet war.[29]

Die Ulmer Hebammen-Ordnung

Die erste Ordnung für Hebammen in Deutschland wurde im Jahre 1452 vom Rat der Stadt Regensburg erlassen. 1491 folgte Ulm. Diese Hebammen-Ordnung wurde von den drei Stadtärzten Johannes Stocker, Johannes Münsinger und Johannes Jung erarbeitet. Die Hebammen sollen gemäß dieser Ordnung »Armen und Reichen treu und fleißig beistehen, auch nach der Niederkunft sollen sie Mutter und Kind alle Sorgfalt widmen.«
Die Ordnung verlangte als Voraussetzung zur Ausübung des Berufs eine Ausbildung und Prüfung, die von einer erfahrenen Hebamme – seit dem 16. Jahrhundert als »Oberhändige Frau« bezeichnet – und einem Pfarrer, der religiöse Kenntnisse und die Fähigkeit zur Vornahme von Nottaufen prüfte, abgelegt wurde. In einer erweiterten Ordnung von 1687 wurden die »Oberhändigen Frauen« im Gelübde, das sie vor ihrer Amtsernennung zu leisten hatten, ausdrücklich verpflichtet, ihren Aufsichts- und Lehrpflichten nachzukommen. Erst ab dem 18. Jahrhundert übernahmen Stadtärzte diese Aufgabe.

»Neue Ulmer Mitte«, »Kron«-Apotheke und Marktplatz 7 8 9

Das Zentrum der Stadt ist heute, zu Beginn des 21. Jahrhunderts, einerseits durch das historische Rathaus, dessen älteste Bauteile aus dem 14. Jahrhundert stammen, andererseits durch die Neugestaltung des Areals zwischen Rathaus und Münster geprägt. Die Gestaltung der »Neuen Ulmer Mitte« nach den Plänen der Architekten Stefan Braunfels und Wolfram Wöhr (beide München) erfolgte in den Jahren 2000 bis 2007. Das Ensemble besteht aus dem Kaufhaus Münstertor, dem Sparkassenneubau und der Kunsthalle Weishaupt. Die Sammlung Weishaupt ist moderner und postmoderner Kunst gewidmet. Ein gläserner Steg verbindet die Kunsthalle mit dem »Ulmer Museum« und schafft so einen durchgängig begehbaren Museumskomplex. Zwischen der Sammlung Weishaupt und dem Sparkassenneubau befindet sich der Hans-und-Sophie-Scholl-Platz, darunter eine moderne, großzügige Tiefgarage.

Das Wirken der Agathe Streicher (1520-1581) und die »Schwenckfelder« 8

Eine medizinhistorisch interessante Persönlichkeit der Reformationszeit war Agathe Streicher (1520-1581), die einzige Frau, die als niedergelassene Ärztin im reichsstädtischen Ulm praktizierte. Ihr profundes medizinisches Wissen erlangte sie – in Ermangelung eines Universitätsstudiums – vermutlich von ihrem Bruder Hans Augustin Streicher, der Arzt in Geislingen war, aber wohl auch in Ulm praktizierte, und mit dem sie viel zusammen arbeitete. 1561 leistete sie den Eid auf die Ulmer Medizinalordnung. Agathe Streichers Heilerfolge, vor allem gegen Steinleiden, waren weit über die Grenzen der Stadt hinaus bekannt. Unter anderem wurde sie von hochstehenden Persönlichkeiten wie der Prinzessin von Hohenzollern oder dem Bischof von Speyer in Ulm konsultiert. 1576 wurde sie sogar an das Krankenbett Kaiser Maximilians II. nach Regensburg gerufen, dessen Tod sie allerdings nicht mehr verhindern konnte.

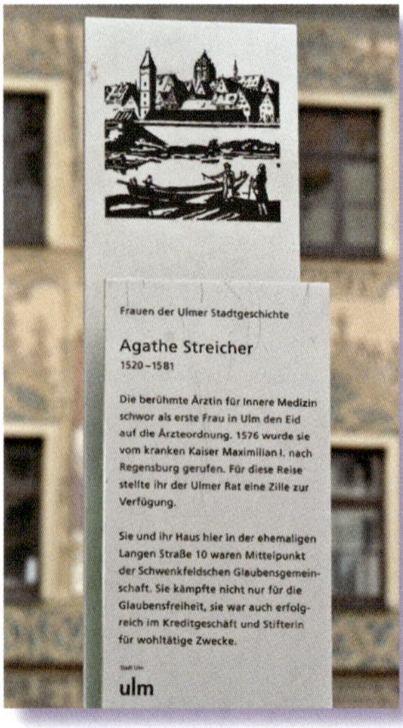

Abb. 26: »Frauenstele« der Agathe Streicher auf dem Hans-und-Sophie-Scholl-Platz

In den Zeiten der Reformation trat Agathe Streicher als Anhängerin der radikalprotestantischen Bewegung der

Schwenckfelder hervor. Bei diesen handelte es sich um Anhänger einer spiritualistischen Bewegung, die auf den schlesischen Adeligen Kaspar von Schwenckfeld (1489-1561) zurückgeht. Er vertrat ein radikales Geistchristentum und lehnte die Sakramente (Taufe und Abendmahl) und kirchliche Strukturen als äußere Zeichen ab. Die Schwenckfelder verhielten sich meist unauffällig und trafen sich allenfalls in privaten Konventen. Die Zahl der Anhänger war insgesamt gering, allerdings zählten einflussreiche Ulmer dazu.

Kaspar von Schwenckfeld selbst fand 1535 in Ulm im Hause der Patrizierfamilie Besserer Aufnahme. Neben Bernhard und Georg Besserer gehörte auch Walter Ehinger zu seinen Protagonisten. Die theologischen Auseinandersetzungen mit Martin Frecht, dem obersten Prädikanten der Reichsstadt, führten jedoch 1539 zu seiner Ausweisung. Trotzdem konnte Schwenckfeld von Justingen (Schelklingen) aus unter dem Schutz des Freiherrn von Freyberg weiterhin Einfluss in Ulm nehmen. Öfter gelang es ihm, unerkannt nach Ulm zu kommen. Hier starb er 1561 im Hause der Agathe Streicher. Fundamente ihres Wohnhauses (ehemals Lange Gasse, Lit.-Nr. A 186 und A 341; heute Hans-und-Sophie-Scholl-Platz) wurden bei der Umgestaltung der Neuen Mitte archäologisch dokumentiert.

Erst unter dem Superintenden Ludwig Rabus konnten die Anhänger Schwenckfelds endgültig aus der Stadt und vom Ulmer Territorium vertrieben werden.[30] In Süddeutschland blieben Justingen und Öpfingen bis zur Rekatholisierung 1630 Unterschlupfe für die Schwenckfelder.

Agathe Streicher starb im Jahre 1581 und wurde in der für Ärzte üblichen Art und Weise bestattet: Im offenen Sarg ohne Deckel, eingenäht in ein Leinentuch und mit Kalk bestreut.

Nur wenige Schritte weiter gelangt man vorbei am Rathaus und der neuen Stadtbibliothek über den Theodor Pfizer-Platz zum ehemaligen Haus des Apothekers Gustav Leube.

Die im 17. Jahrhundert gegründete »Kron«-Apotheke, die eng mit den Namen Faulhaber und Leube verbunden ist, befand sich bis 1812 in der Kronengasse 5 (Lit.-Nr. A 102).

Ernst Gustav Leube (1808-1881) absolvierte zunächst eine Apothekerlehre, besuchte dann Vorlesungen in Chemie und Pharmazie in Heidelberg und Tübingen, legte das pharmazeutische Staatsexamen ab und wurde mit einer Dissertation zur *Geognostik der Schwäbischen Alb* zum Doktor der Philosophie promoviert. Leube war der erste Apotheker in Deutschland mit einem Doktortitel.[31] Im Jahre 1832 übernahm er von seinem Onkel, dem Apotheker Christoph Jakob Faulhaber, die »Kron«-Apotheke und widmete sich nebenbei ab 1835 erfolgreich der Herstellung von Zement aus den Kalksteinbrüchen des westlich von Ulm gelegenen Blautals. Zusammen mit seinen Brüdern Dr. Wilhelm und Julius Leube gründete er die erste Zementfabrik Süddeutschlands. Heute noch gibt es die Firma Leube-Baustoffe in Gartenau bei St. Leonhard in Österreich.

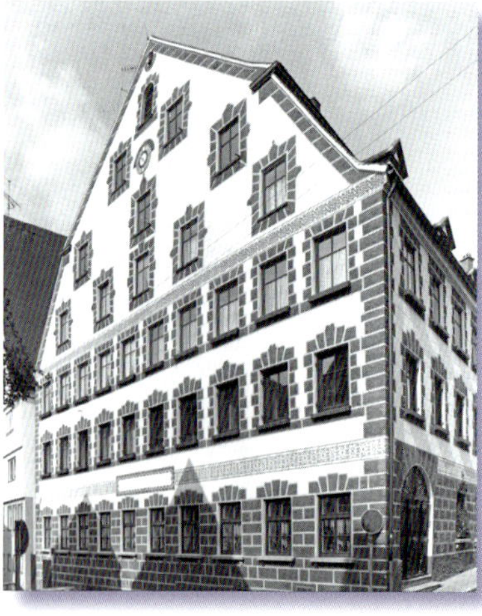

Abb. 27: Haus Leube, die ehemalige »Kron«-Apotheke (Kronengasse 5) von Südosten mit dem um 1900 auf getragenen Sgrafittoputz

Zwischen 1863 und 1873 baute Leube das Gebäude der »Kron«-Apotheke zum Mansardengiebelhaus um. Der heutige, an die Zeit der Renaissance erinnernde Sgrafitto-Putz, wurde um 1900 aufgebracht. Das Inventar der »Kron«-Apotheke wurde 1901 von Gustav Leube junior dem Ulmer Museum gestiftet und befindet sich heute im Deutschen Apothekenmuseum im Heidelberger Schloss.

Jenseits der Neuen Mitte, am Marktplatz 8 steht das Haus der Ärztefamilie Palm. Die Palms entstammten einer Schorndorfer Familie, deren älteste urkundliche Erwähnung auf das Jahr 1449 zurückgeht. Im Laufe der Zeit begründeten männliche Nachkommen durch Umzug die Esslinger, Ebinger, Aalener und Ulmer Linien.

Der Wundarzt Wilhelm Friedrich Palm kam 1764 nach Ulm, wo er später Stadt- und Hospitalwundarzt wurde. Johannes Palm, der älteste Sohn, wurde 1794 geboren. Er absolvierte bei seinem Vater eine Wundarztlehre, ging anschließend zum Studium nach Tübingen und promovierte dort zum Doktor der Chirurgie. Nach zusätzlicher Ablegung der Prüfung für Innere Medizin wurde er zunächst Hospitalarzt der Inneren Abteilung, später nahm er die Stelle als Oberamts- und Hospitalwundarzt an.

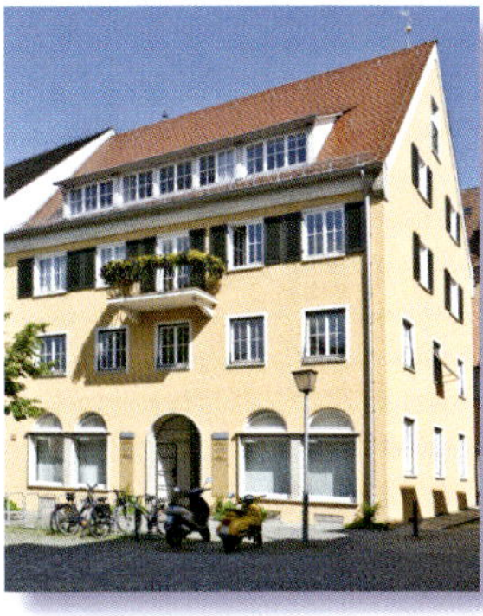

Abb. 28: Das »Palmsche Haus« am Marktplatz Nr. 8

Von seinen chirurgischen Leistungen sind besonders hervorzuheben: Die erste Resektion und Exartikultion eines Unterkiefers (Entfernung des Kiefergelenks), die erste Operation zur Entfernung eines Knochensplitters unter Äthernarkose am 6. Februar 1847, zahlreiche Steinoperationen und Tracheotomien (Luftröhrenschnitte). Daneben war er auch als Geburtshelfer tätig. Johannes Palm verstarb am 29. Mai 1851. Wie auch zu Ehren anderer Ärzte wurde nach ihm eine Straße im Ulmer Stadtteil Wiblingen benannt.[32]

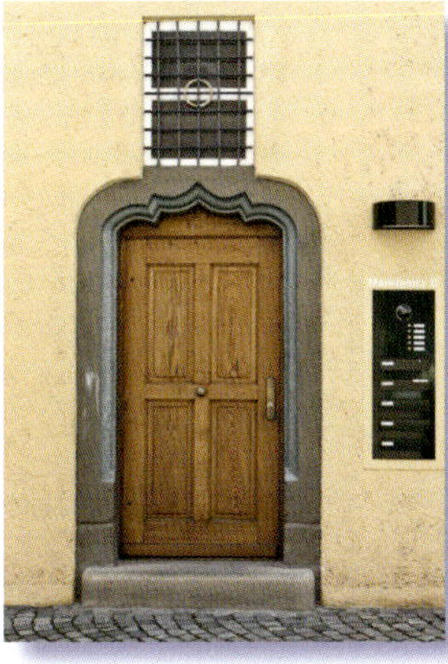

Abb. 29: Tür des Palmschen Hauses am Marktplatz

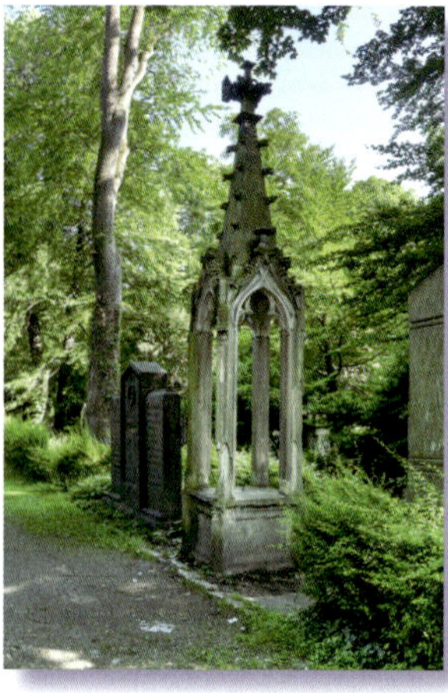

Abb. 30: Grab des Dr. Johannes Palm auf dem Alten Friedhof

Johannes' Sohn Carl Georg Matthäus Palm wurde 1821 in Ulm geboren. Er studierte Medizin, Chirurgie und Geburtshilfe in Tübingen und wurde 1851 Hospitalwundarzt in Ulm. 1866 übernahm er die alleinige Leitung des Allgemeinen Krankenhauses (Chirurgie und Innere Medizin). Carl Georg Palm verstarb am 27. Juni 1878. 29

Johannes und Carl Georg Palm gehörten zu den bedeutendsten Steinschneidern des 19. Jahrhunderts.

Typisch für die Ärztefamilie Palm ist der über Generationen hinweg vollzogene Wechsel vom Wundarzt zum promovierten Mediziner:

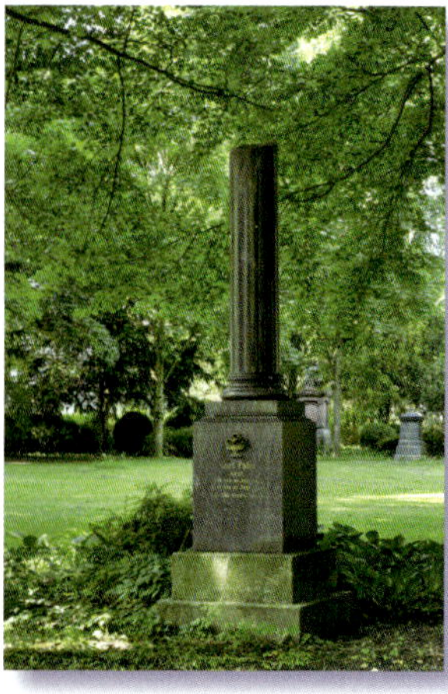

Abb. 31: Grab des Carl Georg Palm auf dem Alten Friedhof

»Die Familie Palm aus Ulm bzw. Schorndorf weist [...] eine wundärztliche Tradition auf, zeichnet sich jedoch [...] durch einen frühzeitlichen Wechsel zum Arztberuf aus. Ihr gelang bereits in der dritten Generation der Aufstieg vom Wundarzt zum Arzt: Friedrich Wilhelm Palm erlangte 1812 im fortgeschrittenen Alter von 48 Jahren die Erlaubnis zur Ausübung der ärztlichen Heilkunde. Sein Sohn Johannes Palm erhielt erst auf dem zweiten Bildungsweg die Zulassung zur ärztlichen Tätigkeit. Beide erreichten allerdings keine medizinische Promotion. Johannes Palm wurde zum Doktor der Chirurgie promoviert, sein Sohn Carl Georg verzichtete aus Kostengründen, da er ›dem Staat nicht Geld in den Rachen schmeißen wollte‹, auf den medizinischen Doktortitel. Den ersten Doktorgrad im Fach Medizin erwarb schließlich mit Wilhelm Friedrich Palm (1824-1896) ein Vertreter der fünften Generation. Die ärztliche Familientradition setzte sich bis in das 20. Jahrhundert hinein fort.«[33]

Das Donau-Ufer im Südosten der Stadt

Geht man vom alten Marktplatz, vorbei am Ulmer Museum und durch die Schelergasse bis zu ihrer Einmündung in die Donaustraße, stößt man in der Donaustraße 8 auf das einstige Wohnhaus des Ulmer Stadtarztes Johannes Stocker/Stockar.

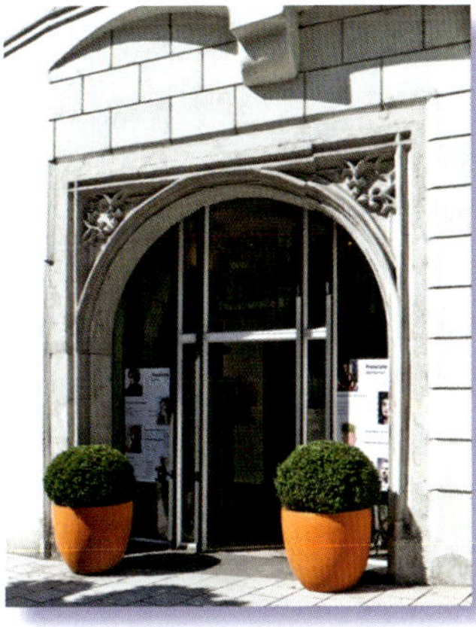

Abb. 32: Torbogen des Stockerschen Wohnhauses in der Donaustraße

Johannes Stocker / Stockar (ca. 1450-1513) und die Rezeptur für Amalgamfüllungen 10 11

Johannes Stockers Geburtsjahr ist nicht genau bekannt, es dürfte jedoch etwa um 1450 liegen. Sein Geburtsort war vermutlich Langenau, das sich seit 1372 im Besitz der Stadt Ulm befand. Wie manch anderer Ulmer Bürgersohn wurde auch Stocker zum Medizinstudium nach Ingolstadt, Bologna und Tübingen geschickt, bevor ihn der Ulmer Rat 1483 für zehn Jahre als Physikus verpflichtete. Wie schon erwähnt, war Stocker einer der Verfasser der Hebammen-Ordnung von 1491 (vgl. S. 50f.). Im Jahre 1496 wurde Stocker von Herzog Eberhard II. als Leibarzt an den württembergischen Hof berufen, blieb jedoch in Ulm und verpflichtete sich lediglich gegen ein Wartgeld, jederzeit – falls nötig – nach Stuttgart zu kommen.

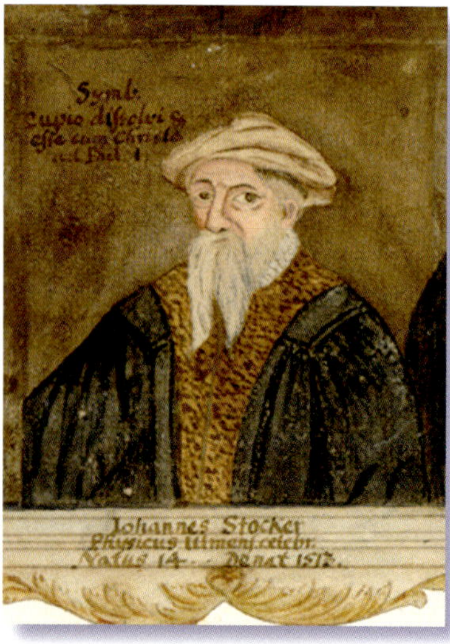

Abb. 33: Portrait des Johannes Stocker

Drei Jahre später wurde Stocker in Ulm zum Stadtarzt auf Lebenszeit ernannt. Sein Gehalt stieg von zunächst 50 auf 80 und schließlich 200 Gulden jährlich – das entsprach dem dreifachen Einkommen eines Handwerkermeisters. Stocker war es noch gestattet, Ulm bei Ausbruch von Seuchen zu verlassen, während schon sein Nachfolger Stemmler bei Epidemien in der Stadt bleiben musste. In »normalen Zeiten« durfte sich allerdings auch Stocker nicht ohne Erlaubnis außerhalb der Stadt aufhalten. Als Arzt war er berechtigt, Medikamente zu verschreiben, durfte diese aber nicht selbst herstellen. Auch war er verpflichtet, unterschiedslos jeden Patienten aufzusuchen, der nach ihm rief.

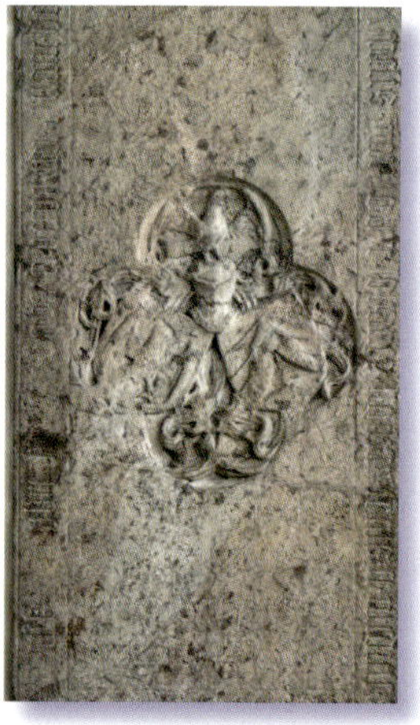

Abb. 34: Grabstein des Johannes Stocker im Haus der Begegnung (ehemalige Dominikaner-, später Dreifaltigkeitskirche)

Im Jahre 1503 folgte Stocker dem Ruf des Herzogs von Bayern als dessen Leibarzt nach Ingolstadt, wo er am 27. Mai 1513 starb. Er wurde in Ulm in der Johanniskapelle der Dominikanerkirche beigesetzt, die nach dem Abzug der Dominikaner aus der Stadt 1531 mehr und mehr verfiel. In den Jahren 1616 bis 1621 entstand auf den alten Grundmauern der ehemaligen Klosterkirche unter Einbeziehung des Chors der Dominikanerkirche die neue Dreifaltigkeitskirche als erster evangelischer Kirchenbau in der Reichsstadt. Die Johanniskapelle an der Südseite der vor-

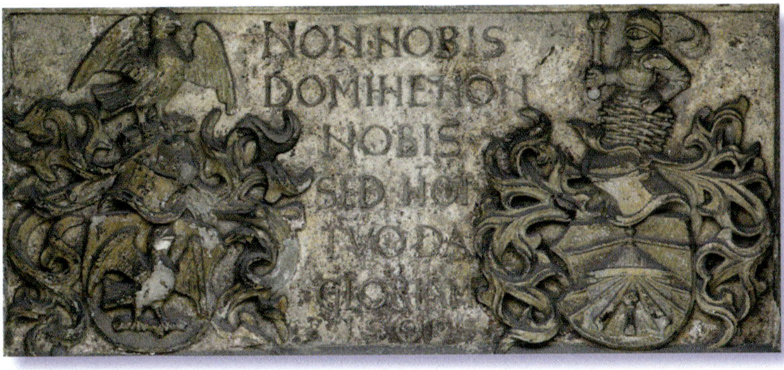

Abb. 35: Wappen des Johannes Stocker (ein auf einem Stock sitzender Adler) und seiner Ehefrau am Haus der Begegnung (Chor der ehemaligen Dominikaner-, später Dreifaltigkeitskirche)

maligen Dominikanerkirche wurde 1819 abgebrochen und der Grabstein Stockers in den Chorraum versetzt. Dieser brannte zwar 1944 aus, der Grabstein jedoch ist noch heute erhalten. Darüber hinaus befindet sich an der Nordseite der Dreifaltigkeitskirche, heute Haus der Begegnung, ein Relief, das sich ursprünglich an der Ostfassade von Stockers Wohnhaus (Donaustraße 8; siehe S. 57) befand. Es zeigt ein »redendes Wappen«, das sowohl dem Arzt Stocker als auch seiner Ehefrau, einer geborenen Helvart, gewidmet ist. Die Inschrift des Reliefs lautet: »Non nobis, Domine, non nobis, sed no(min)i tuo da gloriam« – »Nicht uns, Herr, nicht uns, sondern Deinem Namen gib die Ehre« (Psalm 115).

Neben Johannes Scultetus war Stocker seinerzeit der einzige Ulmer Stadtarzt, der kariöse Zähne behandelte. Die Zahnfäule verbreitete sich seit dem Beginn des 16. Jahrhunderts, nachdem Zucker aus Amerika zu erschwinglichen Preisen auf den Markt kam. Der Kariesbefall wurde auf schlechte Säfte zurückgeführt, die in den Zähnen ins Stocken gerieten, auf Rost oder Würmer. Außer dem »Zahnreißen« gab es bis weit in die Neuzeit keine andere Form der Zahnbehandlung. Bereitete ein Zahn Schmerzen, wurde er von Badern oder Wundärzten »gerissen«. Angesichts dieser in vielen Weltgegenden auch heute noch üblichen Praktik mutet es umso fortschrittlicher an, dass Stocker 1513 – noch in seinem Todesjahr – ein Rezept zur konservierenden Behandlung der Zähne hinterließ.[34] Die Herstellung von Amalgam beschrieb er in seinem *Arzneybüchlein Praxis aurea.* In einer handschriftlichen Übertragung aus einem Manuskript Stockers, datiert auf den 17. November 1528, findet sich folgender Text:

»Gegen Löcher in den Zähnen. Man trepaniere (öffne) mit einem feinen Goldinstrument den Zahn und kauterisiere (zerstöre das Gewebe) mit einem anderen bis die Wurzel abgetötet ist. Danach fülle man das Loch mit Amalgam, hergestellt aus Vitriol und Quecksilber, wie folgt: Löse Vitriol mit einer starken Säure in der Schale und gib etwas Quecksilber zu. Dann koche dies und das Quecksilber verwandelt sich in Amalgam und dieses bringe in die Kavität des Zahnes (Loch im Zahn) und es härtet wie Stein und hält in jeder Kavität.«

Das Rezept geriet bald in Vergessenheit und fand erst Anfang des 19. Jahrhunderts Eingang in die konservierende Zahnheilkunde.

Die Adlerbastei und der »Schneider von Ulm« 12

Donauabwärts vom Haus der Begegnung, hat sich die Adlerbastei als ein Relikt der frühneuzeitlichen Bastionärsbefestigung erhalten. Von dieser markanten Erhöhung am Prallhang der Donau aus fand im Mai 1811, anlässlich des Besuchs des ersten württembergischen Königs Friedrich, ein Flugversuch des Schneidermeisters *Albrecht Ludwig Berblinger* statt. Am Abend des 30. Mai wollte Berblinger von einem Holzgerüst auf der Adlerbastei starten. Der König und viele Ulmer warteten auf seine ersten Flugvorführungen, doch Berblinger machte einen Rückzieher mit der Begründung, die

Windverhältnisse seien ungeeignet. Am folgenden Tag, dem 31. Mai, trat er erneut zu einem öffentlichen Flugversuch an. Der König war schon abgereist, aber sein Bruder, Herzog Heinrich, schaute zu. Obwohl Albrecht Berblinger, der »Schneider von Ulm«, seinen selbst konstruierten Flugapparat, den man heute wohl als »Hängegleiter« bezeichnen würde, zuvor auf den Hügeln vor der Stadt erfolgreich ausprobiert hatte, scheiterte er kläglich. Die seinerzeit noch unbekannten thermischen Gesetzmäßigkeiten vereitelten den Versuch, von einem sieben Meter hohen Gerüst aus an dieser Stelle über die Donau zu fliegen. Daraufhin wurde die Funk-

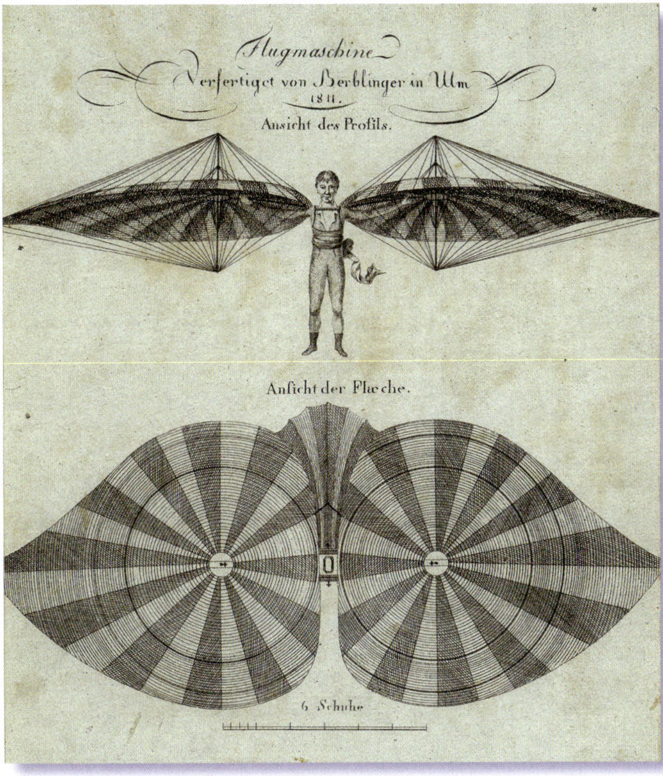

Abb. 36: Flugapparat des Albrecht Ludwig Berblinger

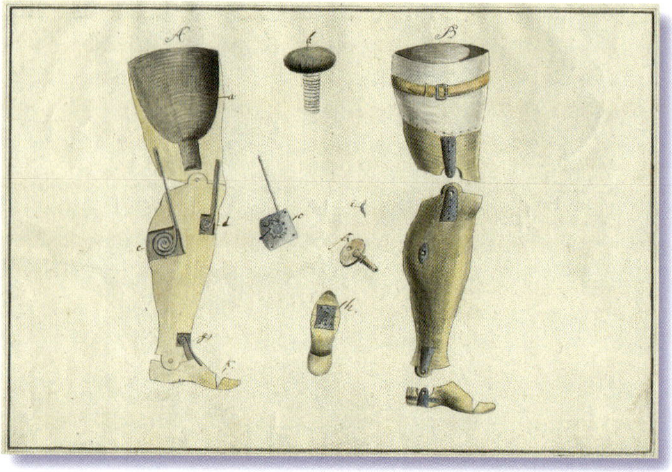

Abb. 37: Beinprothesen des Albrecht Ludwig Berblinger

tionstüchtigkeit dieses Flugapparats allgemein in Abrede gestellt, Berblinger wurde zum Gespött der Bevölkerung. Er starb im Ulmer Spital am 28. Januar 1829 als gebrochener, verarmter und verbitterter Mann. Zwischenzeitlich wurde der Schneider von Ulm jedoch als einer der Pioniere der Luftfahrt rehabilitiert.

Weniger als Berblingers Flugversuch ist die medizinhistorisch bedeutsame Tatsache bekannt, dass der »Schneider von Ulm« zu Beginn des 19. Jahrhunderts Beinprothesen für die Versehrten der napoleonischen Kriege konstruierte. Berblinger stellte 1808 seine Erfindungsgabe mit der Konstruktion einer »künstlichen Fußmaschine« unter Beweis und half damit dem Ulmer Soldaten Elias Schlumpberger buchstäblich wieder auf die Füße. Im Juli 1807, als die Ulmer Napoleons Sieg in der Schlacht bei Friedland feierten, hatte ihm ein explodierender Böller den Fuß weggerissen. Im Gegensatz zu den Prothesen dieser Zeit, welche Holzstelzen waren, hatte Berblinger seine Prothese einem Bein anatomisch genau nachgebildet. Eine spezielle Federkonstruktion ermöglichte eine gewisse Beweglichkeit im Kniegelenk.

Die von Berblinger entwickelte Prothese diente lange als Grundlage für die Anfertigung von Beinprothesen und wird in einem Gutachten des Ulmer Arztes Johannes Palm gelobt. Seinem Urteil nach sind die Prothesen mit »viel Fleiß und Geschick verfertigt worden« (siehe S. 55).

Das christliche Hospital im Mittelalter

Kaum eine andere Wohlfahrtseinrichtung ist im Laufe der Jahrhunderte ihrer Entwicklungsgeschichte ständig so vielfältigen Einflüssen ausgesetzt gewesen und so aktuell geblieben wie das Krankenhaus. Politische, medizinische, ökonomische und nicht zuletzt soziale Überlegungen und Meinungen haben diese öffentliche Institution mitgestaltet, sie immer neuen Wandlungen unterworfen und schließlich zu einem festen Bestandteil unserer abendländischen Zivilisation werden lassen. Darüber hinaus spiegeln sich in keinem anderen Bereich das soziale Verhalten und die humane Einstellung so sehr wie in der baulichen und institutionellen Organisation des Hospitals und später des Krankenhauses.
Hospitaleinrichtungen, wie sie sich aus dem byzantinischen Xenodochienwesen (Xenodochium = Heim für Fremde, Arme und Pilger) nachweislich seit dem 9. Jahrhundert auch im Westen als institutionalisierte Form klösterlicher Wohlfahrtspflege entwickelten, dienten fast immer nur den untersten Schichten der sozialen Stufenleiter der mittelalterlichen Gesellschaft – den Armen, Alten, Wohnungs- und Heimatlosen –, deren soziale Bedürftigkeit überdies noch durch Krankheit verstärkt worden war.
Im frühen Mittelalter war das klösterliche Spital Ausgangspunkt anstaltlicher Wohlfahrtspflege. Während die frühen klösterlichen Formen des Spitals vor allem aus den Reformbestrebungen der burgundischen Abtei Cluny wichtige Impulse bezogen, waren es für die bischöflichen Spitalstiftungen vor allem die Regeln zur Vita Canonica des Aachener Konzils von 816, die die Armenfürsorge als integralen Bestandteil im Lebenskreis der Kanoniker fixierte.[35]

Während der Zeit der Kreuzzüge (1096-1270) entstanden durch Verschmelzung der Regeln der geistlichen Orden mit den ritterlichen Aufgaben die bekannten Ordensgemeinschaften der Johanniter, die Templer und der Deutsche Orden. Die Johanniter, die sich ab dem 16. Jahrhundert »Malteser« nannten, sahen ihre Aufgabe in der Pflege von Kranken und Verwundeten und in der Armenhilfe. Später übernahmen sie wie die Templer den Schutz der Pilger, die auf dem Weg vom Meer nach Jerusalem waren.
Der Deutsche Orden wurde während des dritten Kreuzzuges im Jahr 1191 von Kaufleuten aus Bremen und Lübeck und deutschen Rittern in Jerusalem gegründet. Anfänglich übernahmen die Ritter des Deutschen Ordens nicht nur die Ordensregeln der Johanniter, sondern kümmerten sich auch wie diese um Kranke und Verwundete. Aber bald schon waren sie nur noch militärisch tätig.
1198 wurde in Montpellier der Spitalorden vom Heiligen Geist gegründet, der sich vor allem in Frankreich, Italien und Süddeutschland ausbreitete. Dieser Orden widmete sich wie der 1095 als Laienbruderschaft gegründete Hospitalorden vom Heiligen Antonius der Krankenpflege.
Seit 1179 forderte das Dritte Laterankonzil wegen der Gefahr der Ansteckung die Absonderung der Schwerkranken von den übrigen Patienten. So entwickelten sich neben den allgemeinen Spitälern die Sondersiechenspitäler und die Leprahospitäler, die außerhalb der Stadt errichtet werden mussten.
Im 13. und 14. Jahrhundert trennte sich mit dem Aufblühen der Kommunen das Spitalwesen zunehmend von seiner bisherigen Bindung an Klöster- und Domstifte und geriet unter die Kontrolle der städtischen Räte. Neben den bisherigen Aufgaben der Pilger- und Krankenversorgung erweiterten sich die Funktionen der Spitäler um die dauerhafte Aufnahme älterer Menschen. So konnten sich alte Bürger und Bürgerinnen als Pfründner in ein Hospital »einkaufen«. Die reichen und gerngesehenen Pfründner erhielten bevorzugte Betreuung. Starben diese reichen Pfründner, erbte das Hospital ihr gesamtes Vermögen. Den armen Pfründnern wurde nur eine Bettstatt zur Verfügung gestellt. Ihr spärlicher Besitz wurde nach ihrem Tode ebenfalls vom Hospital beansprucht.

Die Hospitäler wurden von der Stadtbevölkerung durch freiwillige Spenden, z.B. Nahrungsstiftungen finanziert und auch in vielen Testamenten der Bürger und Bürgerinnen reichlich bedacht. So entwickelten sich die städtischen Spitäler insbesondere in den großen Reichsstädten zu durchaus autarken und prosperierenden Wirtschaftseinheiten.
Während des gesamten Mittelalters finden wir nur selten Ärzte im Umfeld der Spitäler. Die Ausweitung auf eine medizinisch orientierte Versorgung der Spitalinsassen unter Hinzuziehung eigens angestellter Spitalärzte erfolgte erst im 16. Jahrhundert.

Das Ulmer Heilig-Geist-Spital und das städtische Hospitalwesen von 1240-1912[36]

13

(Bearbeitet von Dr. Stefan Lang)

Auf den ersten Blick ist im Ulmer Stadtbild wenig vom Heilig-Geist-Hospital erhalten geblieben, allein der Name der Spitalhofschule und einige erhaltene Bauelemente erinnern an die alte Ulmer Einrichtung. Was von ihr nach dem Bombenangriff vom Dezember 1944 noch übrig war, fiel in den frühen 1950er Jahren dem Bau der Neuen Straße zum Opfer. Das sichtbarste Zeugnis ist bis heute die profanierte Dreifaltigkeitskirche (Haus der Begegnung). Sie hatte seit 1621 die Funktion der alten Spitalkirche übernommen. Auf einem Teil des früheren Spitalkomplexes, der sich über mehr als die Hälfte der Strecke zwischen Dreifaltigkeitskirche und Gänstor erstreckte, nimmt das Altersheim »Dreifaltigkeitshof« weiterhin Aufgaben des früheren Hospitals wahr.

Das Ulmer Hospitalwesen im Mittelalter

Der Beginn der Hospitalgeschichte in der Stadt Ulm fällt in die Stauferzeit: Im Juli des Jahres 1240 stellte König Konrad IV., Sohn des Stauferkaisers Friedrich II., das Ulmer

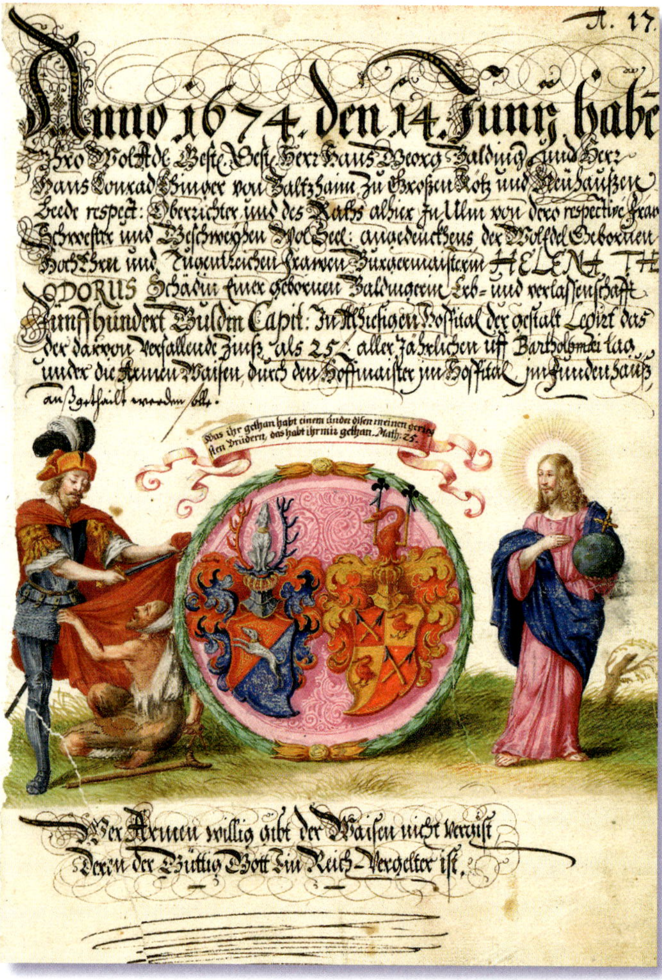
A. 17.

Anno 1674. den 14. Junij habe
Ihro Wolédl. Beste. Vest. Herr Hanns Georg Balding und Herr
Hans Conrad Gimper von Saltzhaim zu Großen Kötz und Neuhaußen
Beede respect: Oberrichter und des Raths alhier zu Ulm von dero respective Frau
Schwester und Geschweyhen Wol Seel: angedenckhens der Wolédel Gebornen
Hoch Ehren und Tugentreichen Frawen Burgermaisterin HELENA THE
ODORUS Schädin einer gebornen Baldingerin Erb- und verlassenschafft
Fünffhundert Gulden Capit: In hiesigen Hospital der gestalt Legirt das
der darvon verfallende Zinß als 25 fl. aller Jährlichen uff Bartholomäi tag,
under die Armen Waisen durch den Hoffmaister im Hospital im Funden hauß
an ußgetheilt werden soll.

Was ihr gethan habt einem under disen meinen geringsten Brüdern, das habt ihr mir gethan. Math: 25.

Wer Armen willig gibt der Waisen nicht vergißt
Deren der gütig Gott im Reich-Vergelter ist.

Abb. 38: Urkunde über die Stiftung von 500 Gulden zugunsten des Ulmer Waisenhauses aus dem Erbe der Helena Schad, geb. Baldinger

Heilig-Geist-Spital mit einer Urkunde unter seinen Schutz.[37] Bald folgten Schutzprivilegien des kaiserlichen Vaters und des Papstes – der höchsten weltlichen und geistlichen Autoritäten des mittelalterlichen Europas.

Solche Urkunden hatten immer eine Vorgeschichte: Es war üblich, dass der Begünstigte, in diesem Fall die Ulmer Bürgerschaft, als Träger und Gründer des neuen Hospitals, beim Herrscher um ein solches Dokument ansuchte und in der Regel Gebühren dafür entrichtete. Bei Konrads Privileg nutzte man dazu einen Aufenthalt des mobilen Königshofs in Ulm. Im Urkundentext heißt es, der König habe diese Gunst gewährt, weil er auf fromme Weise darum gebeten wurde. Die Bittsteller waren die Universitas Civium de Ulma und der adelige Spitalmeister Ulrich von Hürnheim. Die Erlangung eines Schutzprivilegs erfolgte in der Regel bald nach der Gründung einer solchen Einrichtung und unterstreicht deren besonderen Charakter: Denn die Ulmer Bürgerschaft beantragte schließlich nicht für jedes neue gemeinnützige Gebäude ein königliches Privileg. Doch dazu ist zuerst die Frage zu stellen, was man zu dieser Zeit unter einem Hospital verstand. Hört man heute den Begriff »Hospital«, denkt man in der Regel an ein Krankenhaus. Jedoch stand beim mittelalterlichen und frühneuzeitlichen Hospital nicht die dezidiert medizinische Betreuung von Kranken im Vordergrund, sondern vielmehr die grundsätzliche Versorgung von Bedürftigen. Denn wer es sich leisten konnte, ließ sich im Krankheitsfall daheim von einem Arzt oder Chirurgen behandeln. Weiter ist zwischen allgemeinen Spitälern, wie dem Heilig-Geist-Spital, zu unterscheiden, die außer bedürftigen Kranken eben auch Obdachlose, Pilger, Witwen, Alte und Behinderte aufnehmen konnten, und solchen, die sich der Pflege bestimmter Krankengruppen widmeten. Auch in Ulm als mittelalterlicher Großstadt findet sich diese Vielfalt mit den Leprosenhäusern St. Katharina und St. Leonhard (siehe S. 106f.), dem »Blatterhaus« für Syphiliskranke (siehe S. 98-101) und den bei Pestepidemien eingerichteten »Brechenhäusern« (siehe S. 106-108) vor den Stadtmauern. Darüber hinaus gab es in Ulm ab der ersten Hälfte des 14. Jahrhunderts das Funden- und Waisenhaus für Findelkinder, Waisen und uneheliche Kinder. Bis 1527

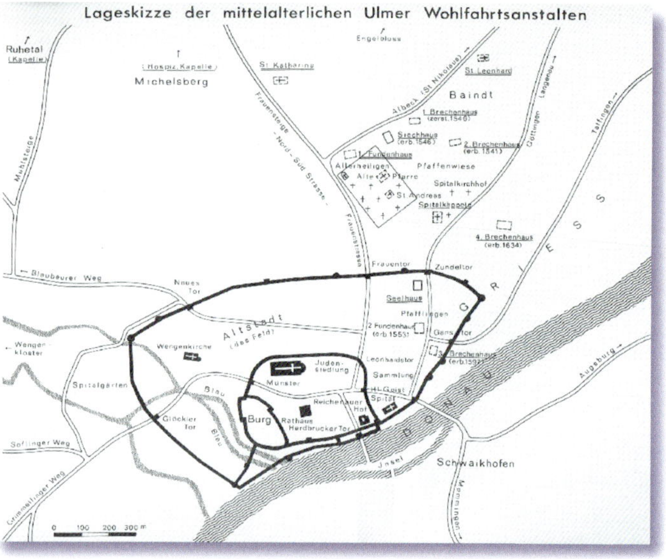

Abb. 39: Lageplan der mittelalterlichen Wohlfahrtseinrichtungen der Stadt

kamen jedoch alle diese Einrichtungen unter die Gesamtverwaltung des Heilig-Geist-Spitals.

Das Leben im Hospital

Geleitet wurden die Spitäler mittelalterlicher Städte häufig von Laienbruderschaften oder den sogenannten »Spitalorden«, wie in Ulm vom Heilig-Geist-Orden. Dieser Orden war in Südwestdeutschland weit verbreitet, seine Mitglieder, deren schwarze Kutten durch ein rotes Kreuz auf blauem Grund gekennzeichnet waren, lebten nach der Regel des Heiligen Augustinus. Geleitet wurde ein Konvent, die Gemeinschaft der Spitalbrüder, jeweils von einem Spitalmeister. Im Siegel, dem äußeren Zeichen der eigenständigen Rechtsfähigkeit, führte man eine Taube als Symbol des Heiligen Geistes. Dazu besaß das Spital pfarrkirchliche Rechte mit einem fest angestellten Pfarrer und Kaplänen, die in der Spitalkirche Gedenkmessen für Wohltäter des Hospitals, die in Ulm nahezu aus allen Schichten kamen, abhielten. Das Zusammenleben im Spital sollte ebenfalls nach gottgefälligen Regeln erfolgen, denen sich Insassen wie Personal zu unterwerfen hatten. Dazu zählten regelmäßige Gebete und Gottesdienste, Keuschheit und Bescheidenheit, die Gemeinschaft beim Essen und oft eine einheitliche Kleidung. Mit teilweise harten Strafen sorgte man für die Aufrechterhaltung der spitalinternen Disziplin. Im Mittelalter und der Frühneuzeit sah man ein Hospital also weniger als »Anstalt« im modernen Sinn, sondern vielmehr als Personenverband, als eine stark religiös geprägte Gemeinschaft von Pflegebedürftigen und Pflegenden.

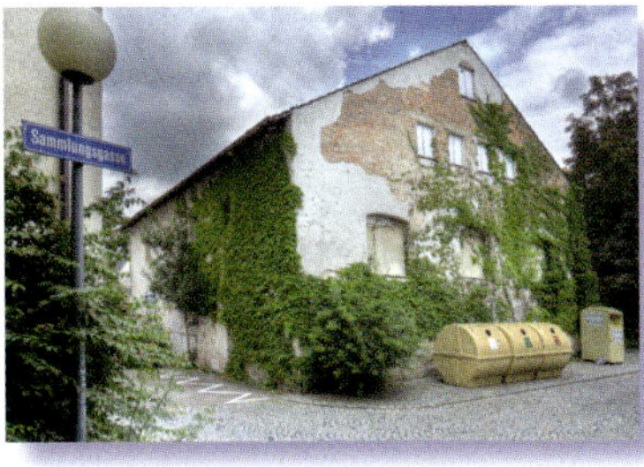

Abb. 40: Der ehemalige Ochsenstadel des Spitals

Neben ihren karitativen Aufgaben waren die Spitäler gleichzeitig Wirtschaftsbetriebe, Grundbesitzer und Darlehensgeber. Durch reiche Stiftungen und umsichtige Politik konnte das Ulmer Heilig-Geist-Spital einen überaus beachtlichen Grundbesitz innerhalb der Stadtmauern, aber auch in etlichen Orten der Umgebung erwerben. In Ulm selbst entstand durch die Verbindung von Pflege-, Verwaltungs- und Aufenthaltsräumen, Sakralbauten und Wirtschaftsgebäuden ein Spitalbezirk im Südosten der Stadt. Er war durch Mauern und Tore von der übrigen Kommune abgegrenzt. Der Ulmer Vogelschauplan von 1597 zeigt, dass sich der Spitalkomplex um zwei

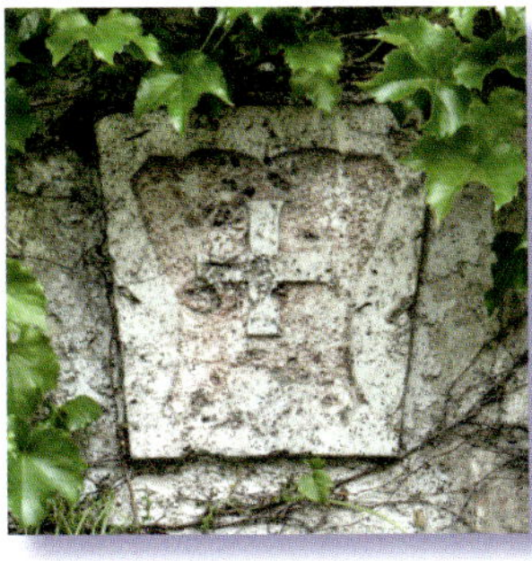

Abb. 41: Stein mit Spitalkreuz am Gebäude des ehemaligen Ochsenstadels

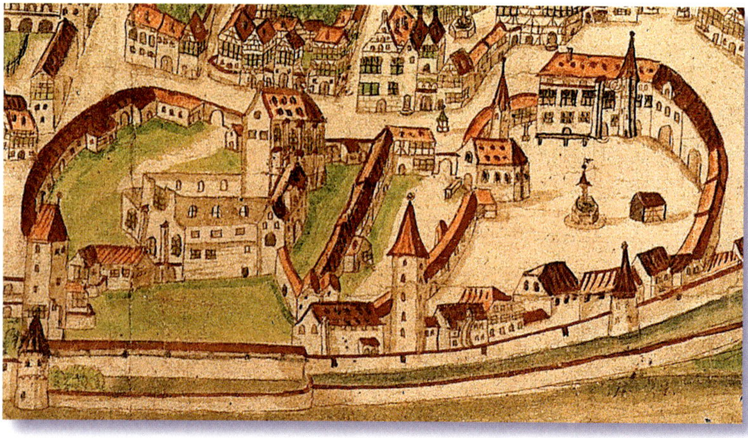

Abb. 42: Das Heilig-Geist-Spital auf dem Vogelschauplan des Stadtmalers Philipp Renlin von 1597

Höfe gruppierte: durch das Spitaltor im Norden gelangte man in den westlichen Hof. Dessen südlichen Abschluss bildete die 1473 erbaute »Dürftige Stube«, eine spätgotische Gewölbehalle. Hier brachte man, unterteilt in drei »Gassen«, Frauen, Männer und besonders pflegebedürftige Kranke unter. Zwischen den beiden Höfen stand die Spitalkirche, östlich neben ihr im größeren Hof das stattliche Haus des Spitalmeisters. Weiter findet man, verteilt auf beide Höfe, Wohn- und Kanzleigebäude der Spitalverwaltung, Scheunen und Ställe, eine Bäckerei und Schmiede, die Pfründnerhäuser sowie eine Badstube und den großen Speisesaal.

Verwaltung und Organisation in der Frühen Neuzeit

Nach der ältesten überlieferten Spitalordnung von 1463 konnten nur Bürger und Beiwohner der Stadt Ulm, die länger als zehn Jahre ortsansässig waren, als Pfründner, also dauerhafte Bewohner, akzeptiert werden. Ab 1503 musste man sogar zwanzig Jahre lang in Ulm gewohnt haben. Diese Bestimmungen spiegeln die große Nachfrage nach freien Plätzen im Hospital wider. Im Spätmittelalter hatte die sogenannte »Kommunalisierung« der Spitäler eingesetzt, in der die Städte nach und nach die gesamte Wohlfahrtspflege unter ihre Kontrolle brachten. Zu Beginn der Frühen Neuzeit um 1500 waren die meisten Hospitäler bereits fest in die städtische Verwaltungsorganisation eingebunden, die Armenfürsorge wurde von den Kommunen gleichfalls direkt gehandhabt. Auch in Ulm wuchs der Einfluss der Stadtgemeinde auf Leitung und Verwaltung des Spitals beständig, dagegen büßte der Heilig-Geist-Orden zunehmend an Bedeutung ein. Daher hörte der geistliche Konvent in Ulm schon zu Anfang des 15. Jahrhunderts auf zu bestehen, nur der Name »Heilig-Geist-Spital« wurde weiter verwendet, und die fast ausschließlich repräsentative Position des Spitalmeisters blieb noch bis zur Reformation bestehen.

Nach der Reformation und dem Rücktritt des letzten Spitalmeisters 1531 waren die Strukturen für die kommunale Wohlfahrtspflege Ulms weitgehend ausgeprägt: Die Aufsicht über Hospitalverwaltung und Hospitalvermögen führten die beiden Spitalpfleger, meist Angehörige der Ulmer Patriziergeschlechter. Auch nach Einführung der Reformation achtete man auf strikte Aufrechterhaltung der Disziplin im Spital und seinen Einrichtungen. Mahl- und Gebetszeiten gliederten den Ablauf des Tages, schriftlich fixierte Stubenordnungen sollten das Zusammenleben der Bewohner friedlich gestalten. Genauso hatten Angestellte und Untertanen des Spitals auf dem Land Gelübde zu Gehorsam und fleißiger Arbeit zu leisten.

Zwischen 1500 und 1800 wurden meistens etwa 300-350 Personen direkt im Spital versorgt. In Kriegs- oder Notzeiten stieß die Wohlfahrtspflege jedoch manchmal an ihre Grenzen. Dazu suchten nicht selten Seuchen in der Frühen Neuzeit Ulm und sein Umland heim. Oft schleppten durchziehende Soldaten diese verheerenden Krankheiten ein, besonders während des Dreißigjährigen Krieges. Bei Seuchengefahr wurden am Rathaus, an Kirchtüren und auf öffentlichen Plätzen Tafeln mit Anweisungen zum richtigen Verhalten angebracht, Badehäuser geschlossen und Kranke nach Möglichkeit isoliert. Mutige Pflegekräfte, die sich der Infizierten annahmen und überlebten, wurden nach Ende einer Epidemie reich belohnt. Nach der Schlacht von Nördlingen im September 1634 wurde Ulm über Monate belagert, tausende Menschen aus dem Ulmer Herrschaftsgebiet waren in die Stadt geflohen. Allein 1635 sollen dort an die 15.000 Menschen an Krankheiten und Hunger gestorben sein. Deshalb wurde vor dem Gänstor in der Nähe der Friedrichsau nach Plänen des Baumeisters Joseph Furttenbach eine Isolierstation für Seuchenkranke, das neue »Brechenhaus« (siehe S. 106-108), erbaut, womit die Ausbreitung der Krankheit wesentlich eingedämmt werden konnte.

Das Heilig-Geist-Hospital am Ende der reichsstädtischen Zeit

Eine detaillierte Beschreibung des Spitalkomplexes im ausgehenden 18. Jahrhundert überliefert Johann Herkules Haid in seiner Beschreibung Ulms: »Die Theile, aus welchen der Spital bestehet, sind erstlich das Amthaus, welches man gewöhnlich den Hof nennt.« Daran schlossen sich große »Fruchtböden, Kornscheuern und Stallungen« für Pferde und Rinder an. In der Mitte des Hofs standen ein Schuppen zur Aufbewahrung der Wagen und Ackerwerkzeuge sowie ein Wasserkasten. Im »mittägigen Flügel« befanden sich weitere Ställe sowie der Speisesaal und das Pfründhaus. In diesem war im Erdgeschoss die Bäckerei oder Pfisterei eingerichtet, darüber lagen die Zimmer der Pfründner: »Einige dieser Zimmer haben die Aussicht auf den Wall und in das freye Feld gegen Mittag und sind daher gesund, hell und angenehm.«

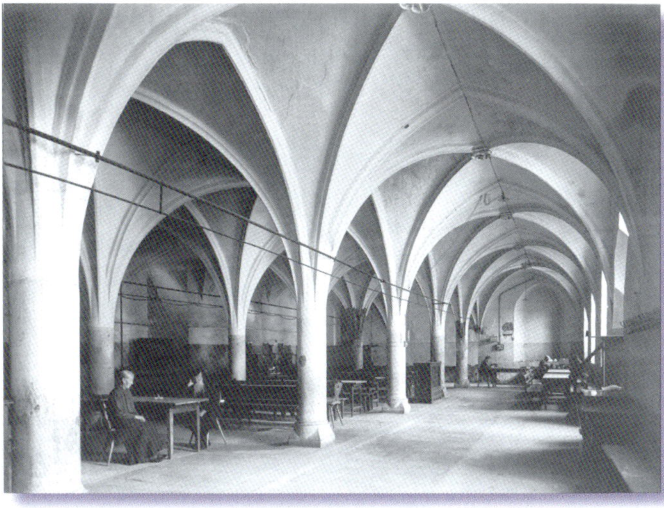

Abb. 43: Die Dürftige Stube

Neben dem Pfründhaus waren Schmiede und Küche untergebracht, in deren oberen Stockwerken lagen die »Blockhäuser oder Aufenthaltskammern für Gefangene und die, die zur Strafe in der Schanz arbeiten müssen«. Daneben existierten zahlreiche andere Gebäude, darunter die Wohnungen der beiden Spitalgeistlichen und des Schreibers, sowie eine Reihe von Ställen.

Ferner gibt Haid eine Beschreibung der »Dürftigen Stube«, die von zwei Schwestern betreut wurde: ein Gewölbe mit zehn Säulen, aufgeteilt in drei Gassen und beheizt von zwei Öfen. In der »Brunnengasse«, befanden sich ein Brunnen und eine Kanzel für die Prediger, die am Mittwoch- und Freitagmorgen sowie am Vorabend einer Kommunionsfeier zu den Kranken sprachen. Ansonsten bestellte man einen der Kranken, der gut lesen konnte und einen untadeligen Lebenswandel führte, zum »Beter« für die täglichen Andachten in der Stube. Dreizehn Betten waren hier aufgestellt, in der »mittleren« Gasse 24 Betten in zwei Reihen und in der »Strohgasse« siebzehn Betten, wohin Patienten mit ansteckenden Krankheiten verlegt wurden. Allgemein diente die »Dürftige Stube« auch als Aufenthaltsraum für gesunde Hospitaler, doch herrschte eine strikte Geschlechtertrennung.

Die ehemalige Spitalkirche nutzte man als Nachtlager für einige männliche Patienten, die Sakristei als Beichtstuhl und Umkleide der Prediger. Hinter der Kirche war ein »Verschlag«, in dem eine Anzahl Frauen ihre Betten hatten. Ins »Käpelle« neben der »Dürftigen Stube« brachte man die »Halbverrückten«. Weiter gab es zu dieser Zeit das »Haus der Unsinnigen«, das »fallende Haus« für Epileptiker, das »neue Haus«, das Lazarett, die Kindbettstube, das Pilgerhaus für Fremde, die Sektionsstube und das Zuchthaus. Das Essen, das in der spitaleigenen Küche zubereitet und im Speisesaal ausgegeben wurde, bestand meist aus Mehlspeisen, sonntags Fleisch und wöchentlich zehn Pfund Brot. An den Festtagen gab es etwas Wein, ebenso an den beliebten Stiftungstagen. Kranke erhielten eine spezielle Kost. Neben der Pflege im Spital wurden sie von zwei Ärzten aus dem *Collegium Medicum* betreut, die neben regelmäßigen Besuchen auch in Notfällen kamen.[38]

Neue Strukturen im 19. Jahrhundert

1802/03 war das Ende der Zeit als freie Reichsstadt gekommen und damit auch der Zeit des traditionellen Hospitalwesens. Nach dem Übergang Ulms an Württemberg wurden 1811 die Ulmer Hospital- und Wohltätigkeitseinrichtungen in der »Hospitalverwaltung« zusammengeschlossen. Aufgrund neuer staatlicher Richtlinien wurde 1818/1822 das Vermögen des Spitals und der Almosenkästen zur »Hospitalstiftung« umgewandelt, die nun die vermögendste Stiftung im Königreich Württemberg war.

In den folgenden Jahren versuchte man zudem, den teilweise baufälligen Spitalkomplex zu erneuern. Einige Gebäude, darunter die alte Spitalkirche des 14. Jahrhunderts,

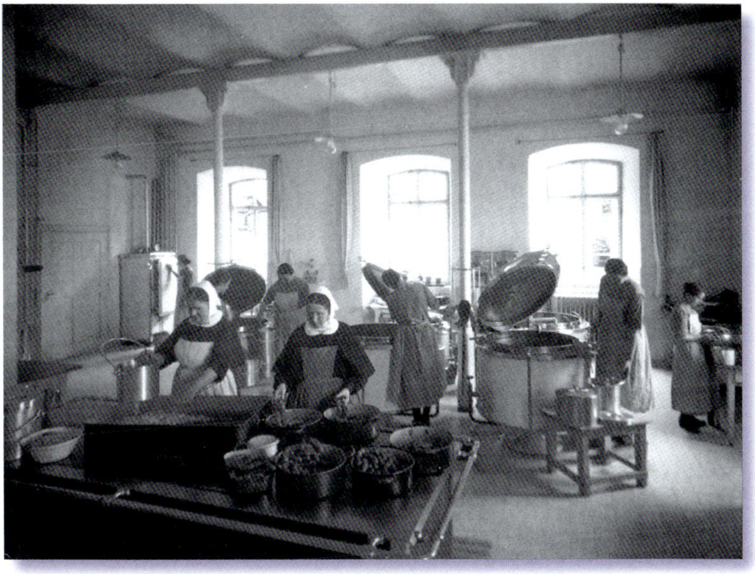

Abb. 44: Blick in die Küche des Ulmer Bürgerspitals

wurden abgerissen, andere umgebaut. Das Hospital selbst besaß vorläufig weiterhin die gleichzeitige Funktion von Krankenhaus und Altersheim. Doch mehrere Gutachten aus dem zweiten Jahrzehnt des 19. Jahrhunderts betonten eine dringende Reformbedürftigkeit der Spitaleinrichtungen, insbesondere den Platzmangel, unzureichende Separation der verschiedenen Krankheitsarten und die ungenügende Dokumentation der Behandlungsmethoden. Die Oberamtsbeschreibung Ulms formuliert den Zustand im Jahr 1836: »Das Spital zum Heiligen Geist steht unfern der Dreifaltigkeitskirche und des Gänsthors, und ist ein altes, aus mehreren Theilen bestehendes Gebäude, worin die Hospitaliten und die bei der Anstalt Angestellten, sowie die dazu gehörigen Hofbauern wohnen.«

Damals lebten 200-300 Insassen im Spital und seinen Unteranstalten, dem »fallenden Haus« (Epileptiker), »unsinnigen Haus« (Geisteskranke), »Kindbetterstüblein« und der

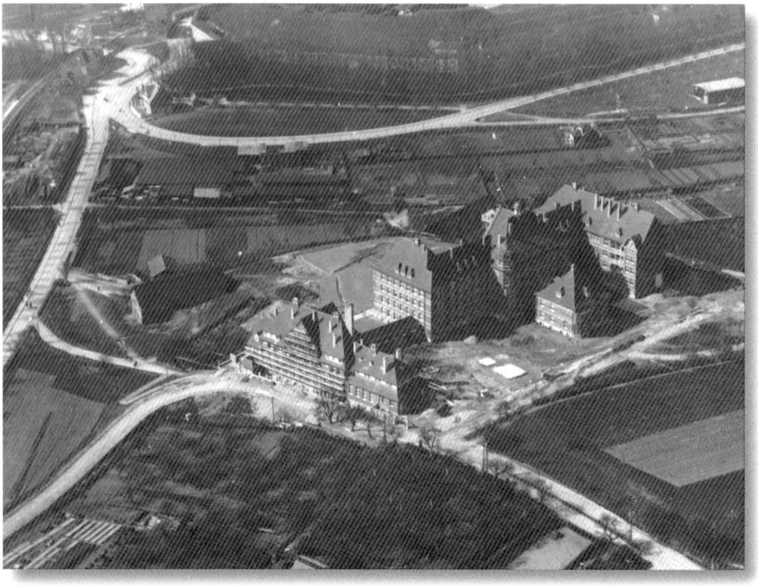

Abb. 45: Luftbild der Baustelle des Krankenhauses am Safranberg – 1910 von einem Ballon aus aufgenommen

»Zuchtstube« für »Ungeordnete«.[39] Die Verwaltungsaufgaben nahmen Hospitalpfleger und Spitalverwalter unter Aufsicht des örtlichen Stiftungsrats wahr. Gerade einmal drei Ärzte, ein Allgemeinarzt sowie je ein Wundarzt 1. und 2. Klasse, leisteten die medizinische und chirurgische Arbeit, darunter Dr. Johannes Palm (1794-1851), einer der Pioniere der Anästhesie in Ulm (siehe Kapitel »Die Ärztefamilie Palm«, S. 55-57).

Aber das bislang noch recht stark an das späte reichsstädtische Spitalwesen erinnernde Erscheinungsbild begann sich langsam zu wandeln: 1848-1851 erfolgte die Gründung des Allgemeinen Krankenhauses und des Dienstbotenkrankenhauses auf dem Spitalkomplex, finanziert aus Mitteln der Hospitalstiftung. Bis dahin waren bei einer Bevölkerungszahl von etwa 20.000 Menschen nur knapp 130 Krankenbetten vorhanden. Das neue Dienstbotenkrankenhaus mit 122 Betten stand jedoch vorrangig Mitgliedern der Dienstbotenkrankenkasse zur Verfügung. Ausgenommen waren unheilbar Kranke, Geisteskranke und Schwangere. Sie und alle übrigen Patienten konnten sich an das Allgemeine Krankenhaus wenden, das aus dem teilweise sanierten alten Spital entstanden war. Damit standen der stark anwachsenden Ulmer Bevölkerung in der zweiten Hälfte des 19. Jahrhunderts folgende medizinische und soziale Einrichtungen zur Verfügung: Allgemeines Krankenhaus, Dienstbotenkrankenhaus, Bürgerhospital (Altersheim) und das Katharineninstitut (Waisenhaus). Seit 1855 leisteten in allen diesen Institutionen Diakonissen aus Stuttgart pflegerische Hilfe, ihre Tätigkeit dauerte bis 1953 an.

1891 kam es zur Zusammenlegung des Allgemeinen Krankenhauses und des Dienstbotenkrankenhauses zum »Stadtkrankenhaus« an der Adlerbastei. Zwei Ober- und zwei Assistenzärzte übernahmen dort den Dienst in den Abteilungen Innere Medizin und Chirurgie, 1909 wurde ein erster Röntgenapparat angeschafft. Mit der »Karl-Olga-Heilanstalt«, benannt nach dem württembergischen Königspaar, war 1890 auch ein »Kinderkrankenhaus« eröffnet worden. Dabei handelte es sich zunächst um einige Räume im Katharineninstitut mit sechs Betten. Die Ausstattung wurde zum Teil durch großzügige Privatstiftungen ermöglicht, Württembergs Königin Olga übernahm das Protektorat. 1912 erhielt die Einrichtung dann Räumlichkeiten im neuen städtischen Krankenhaus am Safranberg, das nach dreijähriger Bauzeit eröffnet worden war. Die Klinik bot eine wesentlich größere Bettenzahl und bauliche Anpassung an moderne medizinische Bedürfnisse. Im neuen Krankenhaus wurde zudem das medizinische Personal aufgestockt: Pro Abteilung waren je ein Chefarzt, ein Oberarzt, ein Assistenzarzt sowie zwei »Medizinalpraktikanten« beschäftigt. Gleichfalls fest besetzt wurde ab 1912 die neue Röntgenabteilung mit einem Arzt und einer Assistentin. 32

Zu den ältesten Siedlungskernen Ulms gehört das Viertel »Auf dem Kreuz«, das sanierte Altstadtquartier zwischen Bockgasse, Frauenstraße, Seelengraben und Griesbadgasse. »Gries« oder »Auf dem Gries« ist dabei die Bezeichnung für das Donauschwemmland, auf dem dieses Stadtviertel errichtet wurde. Ursprünglich handelt es sich beim »Kreuz« um eine dörfliche Siedlung aus dem 11. oder 12. Jahrhundert, wie Ausgrabungsfunde zwischen Hahnen- und Radgasse nachweisen können. Innerhalb der heutigen, sanierten Bausubstanz stammt die Hälfte der Gebäude aus der Zeit vor 1700, die übrigen aus der Zeit vor 1900.

Das Stadtviertel »Auf dem Kreuz« weist ähnlich wie die anschließenden, weiter süd-östlich gelegenen Gebiete zwischen Adlerbastei und Valckenburg-Ufer eine große Dichte an historisch nachweisbaren, medizinischen Wirkungsstätten auf, da Einrichtungen zur Krankenversorgung aus hygienischen Gründen meist im Osten Ulms flussabwärts an der Donau angelegt wurden.

Im Bereich des Neuen Grabens, des Frauengrabens und des Seelengrabens haben sich Reste der Stadtmauer aus dem

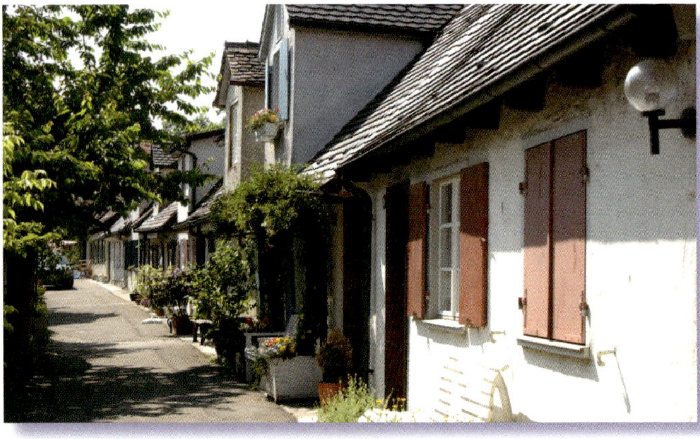

Abb. 46: Grabenhäuser auf der ehemaligen nördlichen Stadtmauer

Jahre 1316 erhalten. Sie stammen aus der beginnenden Blütezeit Ulms, als die Stadt ihr umfriedetes Gebiet um das Vierfache erweiterte. Die Grabenhäuschen auf diesen Mauerteilen hingegen sind jüngeren Datums und stammen aus der Zeit der Umgestaltung der Stadtmauer Anfang des 17. Jahrhunderts. Ab 1610 dienten sie als Soldaten- bzw. Söldnerunterkünfte und wurden 200 Jahre später, ab 1810, an die Bewohner verkauft. 35 Häuser sind bis heute erhalten geblieben und in den Jahren 1982-86 modernisiert worden.

In diesem Viertel, an der Ecke Frauenstraße/Radgasse, wohnte auch Johannes Scultetus, einer der bedeutendsten Ärzte der Stadt.

Johannes Scultetus (1595-1645) 14

Mit der Bestellung von Johannes Scultetus zum Physikus der Stadt Ulm im Jahre 1625 wird dieses Amt zum ersten und für lange Zeit zum einzigen Mal von einem in Medizin und Chirurgie promovierten Arzt ausgeübt. Scultetus, dessen Name die Latinisierung des deutschen Schultheiß darstellt, dürfte gleichzeitig der erste akademisch ausgebildete und promovierte Chirurg in Deutschland überhaupt gewesen sein.

Unter dem Namen Johannes Schultheiß wurde Scultetus am 12. Oktober 1595 als Sohn des Schiffsbaumeisters Michael Schultheiß und seiner Frau Margareta im Ulmer Fischerviertel als ältestes von acht Kindern geboren. Bereits 1608 starben kurz hintereinander seine Eltern. Die Kinder kamen in die Obhut von Pflegern und Verwandten. Zu seinem Bruder, dem jüngeren Flößer Martin Schultheiß, der im Pestjahr 1635 starb, hatte Johannes ein sehr enges Verhältnis. Dessen Sohn, gleichfalls auf den Namen Johannes getauft, ist sein Patenkind. Er gab später als Ulmer Stadtarzt (Johannes Scultetus der Jüngere) das bedeutende Lehrbuch der Chirurgie seines Onkels heraus.

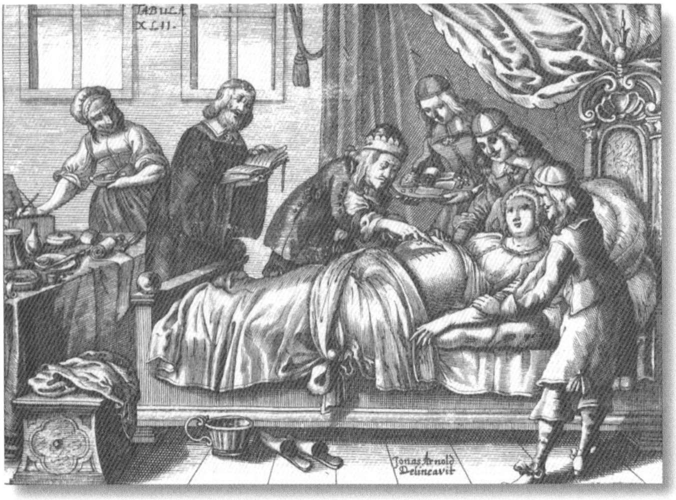

Abb. 47: Krankenszene aus dem ›Armamentarium‹ des Johannes Scultetus

Scultetus genoss eine profunde Schulbildung und absolvierte alle sechs Klassen des Ulmer Gymnasiums. Neben Latein wurde er in Griechisch, Rhetorik und Logik unterrichtet und setzte sich mit den Werken Ciceros, Vergils, des Pythagoras und anderer antiker Autoren auseinander.[40]

Im letzten Schuljahr nahm er an öffentlichen Disputationen teil, die regelmäßig in der ehemaligen Barfüßerkirche auf dem Münsterplatz stattfanden. Sowohl ein anschließendes Studium als auch eine Handwerkslehre lagen allerdings außerhalb seiner finanziellen Möglichkeiten, so dass er zeitweilig als Maurergehilfe arbeitete, dann mit einem »Ordinarischiff« nach Wien gelangte und dort Beschäftigung in einer Gaststätte fand.

In Wien traf er Adrian Spieghel, den bedeutenden niederländischen Professor für Anatomie und Chirurgie, der den aufgeweckten jungen Mann zunächst als Diener anstellte und später als Studenten und Prosektor mit nach Padua nahm – damals neben Bologna eine der wichtigsten medizinischen Ausbildungsstätten Europas.[41] Spieghel wurde in Padua auf den Lehrstuhl für Chirurgie berufen, Scultetus arbeitete dort sieben Jahre lang für ihn als Präparator, studierte anschließend selbst Medizin und wurde im August 1623 im Alter von 26 Jahren zum Doktor der Philosophie, Medizin und Chirurgie promoviert.

Den Ulmer Ratsprotokollen ist bereits im Mai 1623 zu entnehmen, dass sich die Stadt Ulm um die Anstellung des Scultetus als Stadtphysikus bemühte und damit erstmals plante, einen akademisch ausgebildeten Chirurgen einzustellen. Allerdings zogen sich die Verhandlungen hin, insbesondere weil das Honorarangebot der Stadt nicht den Vorstellungen des jungen Arztes entsprach. Adrian Spieghel erreichte schließlich, dass Scultetus ein Jahresgehalt von 300 Gulden und 50 Gulden Reisekosten erhielt.

Im Februar 1625 kehrte Scultetus in seine Heimatstadt Ulm zurück. Die Berufung des fähigen, promovierten jungen Chirurgen in der damaligen Kriegszeit spricht für die Aufgeschlossenheit des Rats der Stadt.

Schon im April 1625 hatte sich der Rat mit einem »Anbringen« von vier jungen Ärzten, unter ihnen Scultetus, zu befassen. Sie beschwerten sich »ob der angemutheten Conversation bei dem Collegium Medicum [...] auf das höchste«, weil »der Schultheiß [...] schon einige Jahre praktiziert, und [...] kein einige Klag nit erschienen.« Alle vier waren der Meinung, es müsse dem Rat genügen, »wenn die Promotionsurkunden vorliegen, eine Conversation vor dem Collegium Medicum aber eine unerträgliche Zumutung sei«. Es bestehe kein Grund, ihnen ihre Bestallungsurkunden vorzuenthalten. Es heißt in der Beschwerde weiter, dass dies »bei den Professoribus, da sie promoviert, daß Ansehen haben würde, als wenn die selbigen nit für suffizient erachtet würden.« Scultetus wurde denn auch mit Hinweis auf seine praktische Erfahrung und sein Privatkolloquium mit Dr. Horst von dieser Prüfung befreit, die drei Mitverfasser der Eingabe mussten dagegen trotz Protest zum Kolloquium antreten.[42]

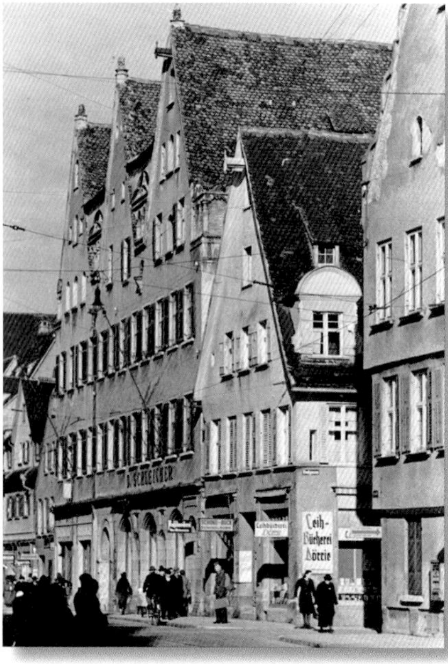

Abb. 48: Ehemaliges Wohnhaus des Johannes Scultetus in der Frauenstraße 36 / Ecke Radgasse (Leih-Bücherei Dörrie)

Damit ist schon angedeutet, dass die Situation des Scultetus wenig beneidenswert war und blieb. Das Vorurteil der Medici (Internisten) gegenüber dem Chirurgen war kaum abzubauen, selbst wenn dieser promoviert war. Noch schwerer wogen die Missgunst und das Misstrauen der handwerklich ausgebildeten Chirurgen. Obwohl Scultetus die Arbeit einiger Bader und Wundärzte immer wieder lobend erwähnte, scheint er bei einigen Vertretern ihrer Zunft auf Unmut gestoßen zu sein, ebenso wie bei einigen Physici des Collegium Medicum, die sich beim Rat über zu hohe Honorarforderungen ihres Kollegen beschwerten.

Als Mitglied im Collegium Medicum war Scultetus natürlich an die als verbindlich geltende städtische Medizinalordnung und Taxe gebunden. Diese regelten unter anderem auch die Honorare der Ärzte, die diese zusätzlich zu ihrem städtischen Gehalt erheben durften, enthielten allerdings keine Honorarfestlegung für chirurgische Leistungen, da diese in den Bereich der Bader und Wundärzte fielen. Scultetus war als Wissenschaftler, promovierter Arzt und Chirurg jedoch nicht gewillt, sich den niedrigeren Forderungen der Handwerkschirurgen anzupassen. Hinzu kam, dass Arme unentgeltlich versorgt werden mussten. Aus den Ratsprotokollen geht ferner hervor, dass gerade vornehme Kranke häufig der

Meinung waren, es müsse dem Medicus eine Ehre sein, sie überhaupt zu behandeln – eine Behandlung honoris causa sei dementsprechend selbstverständlich und eine Bezahlung überflüssig.

Aus diesem Spannungsfeld heraus wird erklärlich, dass sich der Rat der Stadt häufig mit Klagen wegen unmäßig hoher Honorarforderungen des Scultetus auseinandersetzen musste. Im Falle des Walkmeisters Melchior Frick etwa geht es um sechzig Taler. Es heißt dazu in einem Protokoll, der Rat habe »mit Befremden vernehmen müssen, daß er ein so Übermaß an Gelt gefordert und nichts davon wolle fallen lassen.« [43]

Im Handwerksbuch der Ulmer Bader von 1533 ist das Bild eines Schaumeisters folgendermaßen überschrieben:

> »Eyn Artzt aber drey Angesicht hatt,
> Englisch,[44] so er dem Krancken rath,
> so sich bössert dess Krancken Nott,
> so sieht der Artzt gleich einem Gott,
> wann nun der Artzt umb Lohn anspricht,
> so hatt er ein teufflisch Angesicht.«

Auch wenn den Honorarforderungen des Scultetus offensichtlich nicht immer nachgekommen wurde, gehörte er zu den privilegiertesten Bürgern der Stadt. Scultetus kaufte bereits 1628 ein Haus in der Frauenstraße an der Ecke zur Radgasse – damals eine bevorzugte Wohngegend der Stadt. Seine Nachbarn waren unter anderem das alteingesessene Patriziergeschlecht der Ehinger und die traditionsreiche Familie Neubronner. Außerdem erwarb er einen Garten an der Blau.[45]

1636 heiratete Scultetus die zwanzig Jahre jüngere Maria Villinger, Tochter des im Pestjahr 1635 verstorbenen Mohrenapothekers Joseph Villinger. Ihr Bruder Johann Georg, langjähriger Freund und Kollege des Scultetus, wurde damit auch sein Schwager. Beide Kinder des Ehepaars starben schon vor ihrem zweiten Lebensjahr. Freundschaftliche Ver-

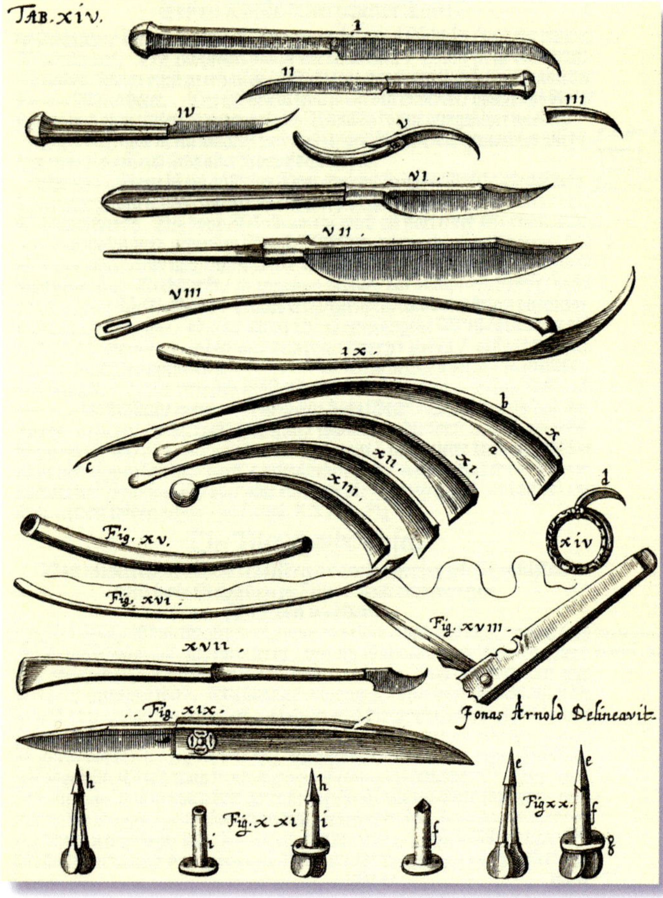

Abb. 49: Instrumente aus dem Armamentarium Chirurgicum des Scultetus

bindungen hielt Scultetus auch mit weiteren Ulmer Ärzten, z. B. mit Johann Georg Gockel. Während der Pest von 1634/35 fiel Scultetus die Aufgabe des amtlichen *Pestilentiarius* zu.

In den letzten Jahren seines Lebens ging es Scultetus gesundheitlich schlecht. Er litt unter anderem an Ischias, weshalb er öfter die Heilbäder von Thalfingen und Überkingen

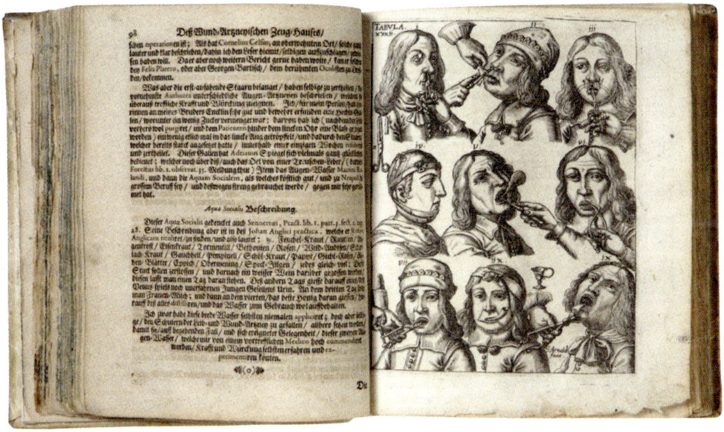

Abb. 50: Tafel zur Zahnbehandlung aus dem Armamentarium Chirurgicum

aufsuchte (vgl. S. 96f.). Im November 1645 wurde er – auf Vermittlung des Stuttgarter Freiherrn Ferdinand Geizkofler – zur Behandlung eines fürstlichen Patienten, der vermutlich aus der württembergischen herzoglichen Familie stammte, nach Stuttgart gerufen. Dort erlag Scultetus nach längerem Unwohlsein, aber dennoch unerwartet am 30. November fern von Ulm einem Schlaganfall. Geizkofler meldete den Todesfall schriftlich dem Rat der Stadt Ulm sowie Scultetus' Frau und seinem Schwager. Diese konnten sich entscheiden, ob sie den Leichnam »gleich draußen in seinem Ruhebettlin bewahren oder zur Haltung eines Leichenbegräbnis gar herein in seine Behausung führen lassen wollen«.

Am 7. Dezember 1645 fand die Bestattung in der bei Ärzten üblichen Weise »in der Paar [Bahre], doch mit Abthuung des Lids und Einschüttung Kalchs statt.«

Berühmt wurde Scultetus vor allem durch sein Lehrbuch *Armamentarium Chirurgicum*. In diesem ersten Chirurgie-Lehrbuch der Neuzeit stellt er im ersten Teil die chirurgischen Instrumente (Schneidemesser, Zangen, Spreizklammern) und die von ihm konstruierten Streckapparate vor. Er zeigt, wie man mit ihnen Brüche, Kopfwunden und Verrenkungen behandelt. 46 Kupferstiche des Ulmer Malers Jonas Arnold illustrieren die Geräte und zeigen ihren Gebrauch.

Der zweite Teil, die *Observationes*, beschreibt Krankheitsbilder und deren Behandlung, unter anderem Brüche und Verrenkungen, Geschwüre aller Art, auch Krebsgeschwüre, den Kaiserschnitt sowie eine große Anzahl von Rezepten für Salben, Klistiere und Wundpflaster. Sehr häufig werden in Scultetus' Werk Kriegsverletzungen und andere Wunden erwähnt, die bei Streitereien unter Einsatz von Degen, Säbeln, Mistgabeln und Schaufeln zustande kommen – immerhin befinden wir uns im Umfeld des Dreißigjährigen Krieges (1618-48).

Das *Armamentarium Chirurgicum* erschien erst nach Scultetus Tod und richtete sich zunächst an akademisch gebildete Ärzte, erfuhr jedoch zahlreiche Übersetzungen – ins Deutsche, Niederländische, Französische und Englische – und Neuauflagen. Es fand damit auch unter Wund- und Kriegsärzten weite Verbreitung.

Kurz sei hier noch auf einen weiteren bedeutenden Arzt und Kollegen von Scultetus hingewiesen.

Gregor Horst (1578-1636)

Gregor Horst wurde 1578 in Torgau geboren. Sein Vater gleichen Namens war dort Ratsherr und Baumeister. Horst besuchte Schulen in Torgau, Göttingen und Halberstadt. 1600 erhielt er die Magisterwürde der Universität Wittenberg. Nach Wanderjahren, die ihn nach Österreich, Bayern, Schwaben und ins Elsass brachten, ging er nach Basel und wurde 1606 zum Doktor der Medizin promoviert. Nach kurzer Tätigkeit an der Universität Wittenberg berief Landgraf Ludwig V. von Hessen-Darmstadt Horst im Jahre 1608 als ordentlichen Professor für Anatomie und Botanik an die neu er-

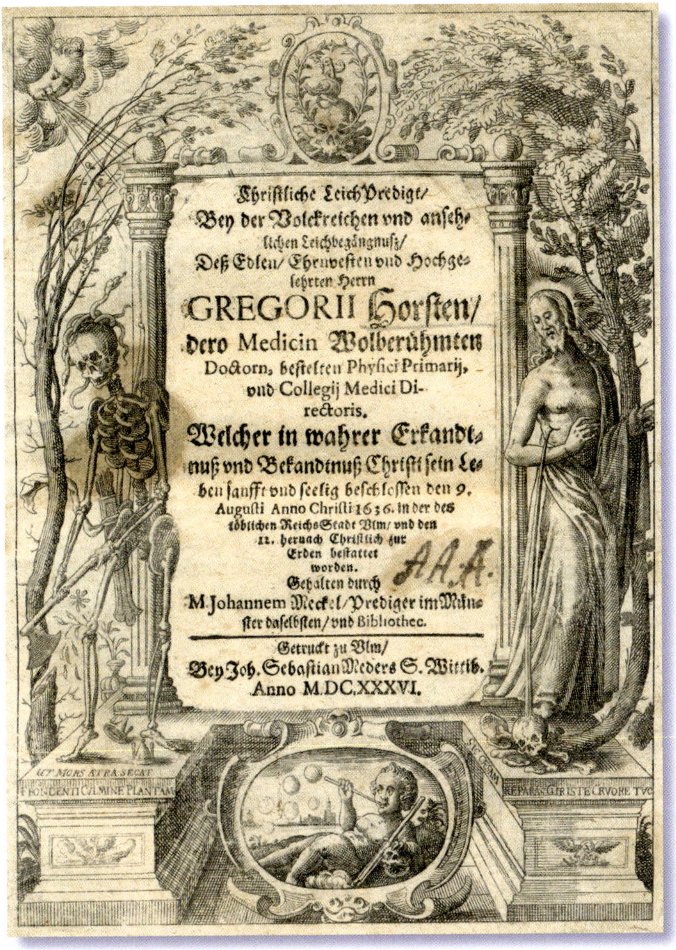
Christliche LeichPredigt/
Bey der Volckreichen vnd ansehlichen Leichbegängnuß/
Deß Edlen/ Ehrnvesten vnd Hochgelehrten Herrn
GREGORII Horsten/
dero Medicin Wolberühmten
Doctorn, bestelten Physici Primarij,
vnd Collegij Medici Directoris.
Welcher in wahrer Erkandtnuß vnd Bekandtnuß Christi sein Leben sanfft vnd seelig beschlossen den 9. Augusti Anno Christi 1636. in der des löblichen ReichsStadt Vlm/ vnd den 12. hernach Christlich zur Erden bestattet worden.
Gehalten durch
M. Johannem Meckel/ Prediger im Münster daselbsten/ vnd Bibliothec.

Getruckt zu Vlm/
Bey Joh. Sebastian Meders S. Wittib.
Anno M.DC.XXXVI.

Abb. 51: Titelblatt der Leichenpredigt für Gregor Horst, 1636 in Ulm in der Mederschen Offizin gedruckt

richtete Universität Gießen. Wohl aufgrund der heraufziehenden Wirren des Dreißigjährigen Krieges verließ Horst Gießen im Jahre 1622 und nahm die Stelle als Senior des *Collegium Medicum* in Ulm an. Horst verstarb 1636 an der Gicht.

Horst, der auch die Beinamen *Practicus Prudens* und *Deutscher Aeskulap* führte, wurde von seinen Zeitgenossen als vorzüglicher Arzt gerühmt. Seine auf Autopsien beruhenden und durch eigene Anschauungen erlangten Kenntnisse der Anatomie erlaubten ihm, Krankheiten zu deuten und neue Behandlungskonzepte zu entwickeln. Dies ist sicher sein größtes Verdienst in einer Zeit, in der das in sich geschlossene Dogma der Humoralpathologie (der Lehre vom Gleichgewicht der Säfte) und die in diese Lehre eingebundene Anatomie und Physiologie ein für fast alle Erkrankungen nachvollziehbares Handlungskonzept bot.

Neben Vesalius (1514-1564) gilt Horst als Wegbereiter der Anatomie in der Neuzeit. Horst befasste sich auch mit den Ursachen des Skorbuts sowie wichtigen Infektionskrankheiten wie Masern, Röteln, Pocken und der Pest. Seine zahlreichen Schriften erfuhren nach seinem Tod weitere Auflagen, eine Sammlung seiner bedeutenden Werke *(Opera Medica)* erschien 1661 in den Niederlanden.

Geht man vom ehemaligen Wohnhaus des Johannes Scultetus in der Radgasse nach Osten, erreicht man nach wenigen Metern die Griesbadgasse. Namensgebend für diese Gasse war das frühere Griesbad.

Das Griesbad 16

Die Quelle des Griesbades war schon zu Beginn des 15. Jahrhunderts im Gebrauch, denn der um 1435 lebende Ulmer Stadtarzt Johann Würcker schreibt, dass »die hiesige und benachbarte Geistlichkeit vor langen Zeiten diesen Gesundbrunnen in mancherlei Zufällen mit erwünschten Effekt gebraucht« haben. Der Badebetrieb verfiel zeitweilig um das Jahr 1500, weil »die mit bösen Blattern in dem gegenüberliegenden Seelhause ohne Unterschied darin gebadet haben«.

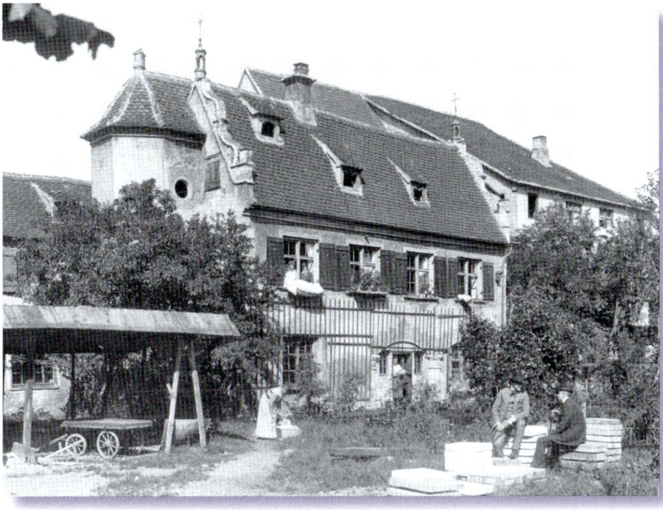

Abb. 52: Historische Aufnahme der Umgebung des Griesbades

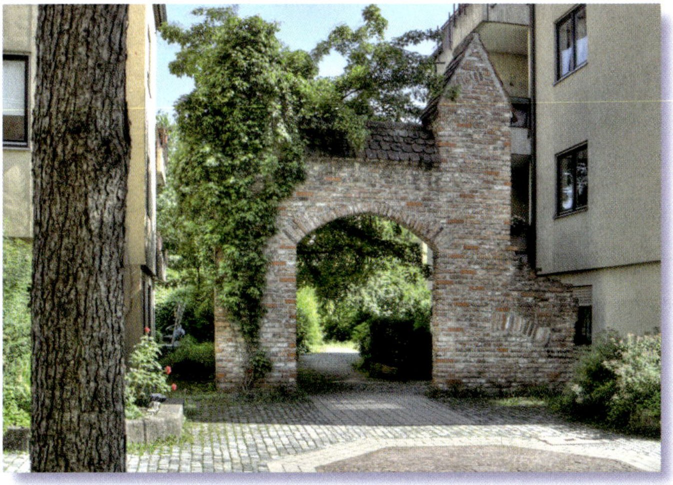

Abb. 53: Torbogen am Eingang des ehemaligen Griesbad im Ulmer Stadtviertel »Auf dem Kreuz«

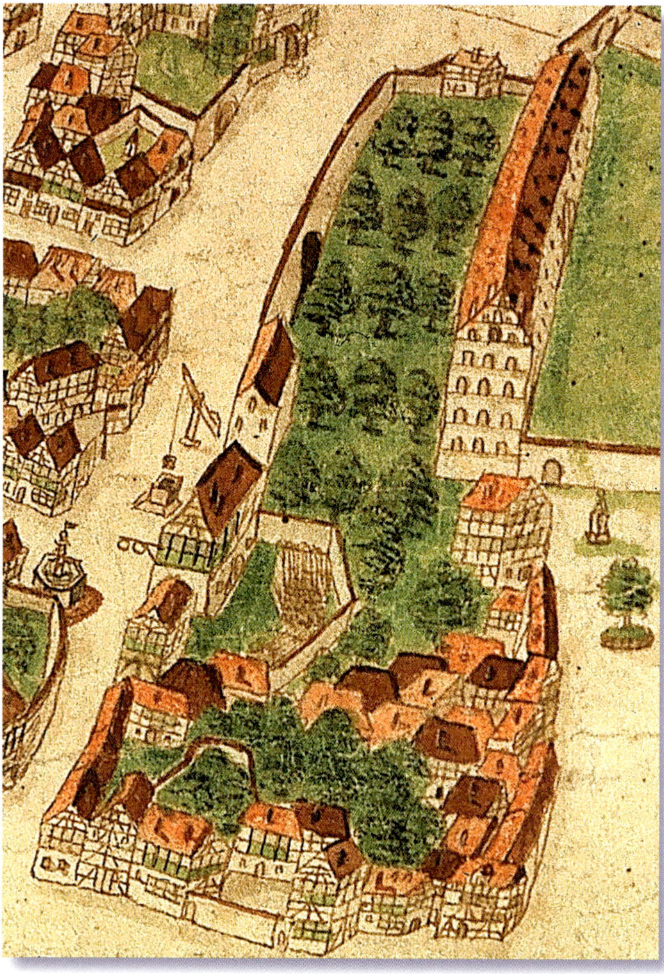

Abb. 54: Das Griesbad auf dem Vogelschauplan des Philipp Renlin von 1597 im Ulmer Stadtviertel »Auf dem Kreuz«

Nach Meinung des Stadtarztes Johann Dietrich Leopold (1702-1736) zerteilte das Wasser des Griesbrunnens »die Congestiones (Blutandrang) und Stagnationes (Blutstillstand) des Geblüthes; es bewährt seine Kraft in allerlei Gliederkrank-

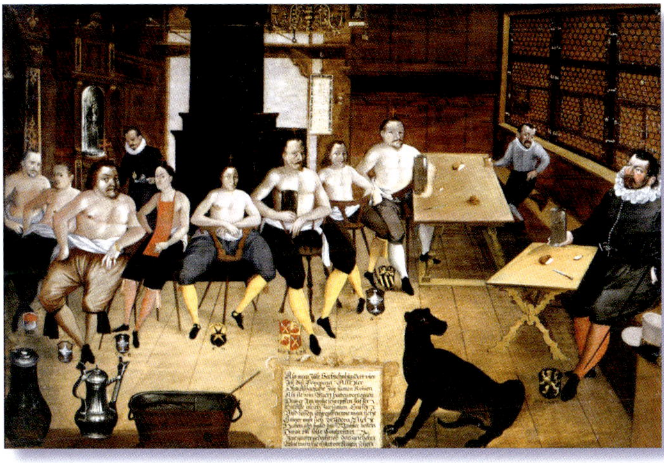

Abb. 55: Hans Denzel: Junge Ulmer Patrizier werden während eines Trinkgelages von einem Wundarzt geschröpft. 1604

heiten, im Podagra (Gicht im Großzehengrundgelenk), Chiragra (Gicht in der Hand) und Gonagra (Kniegelenkerkrankung)«. Es besitzt »eine ganz besondere Tugend« bei den verschiedensten Frauenkrankheiten und ist bei offenen Schäden, Geschwüren, Fisteln, »um sich fressenden und krebsartigen Schäden, Rauden« (Schorf) und anderen Hautkrankheiten »von merklich guter Wirkung«. Bis zum Jahr 1800 war der jeweilige Besitzer des Griesbades (Lit.-Nr. D 296/299)[46] ein Bader und Wundarzt, der letzte hieß Johann Ludwig Ried. In der Griesbadgasse 24-26 erinnert heute nichts mehr an das ehemalige Bad.

Hygiene und Badekultur im Mittelalter und in der Frühen Neuzeit

Die Körperpflege und (wund-)ärztliche Versorgung der Bevölkerung lag vom Mittelalter bis ins 19. Jahrhundert in den Händen der Bader und Barbiere. Der Besuch der Badstube diente neben dem Reinlichkeitsbedürfnis und der Gesundheitsvorsorge aber auch der Geselligkeit, schließlich mit dem Aufkommen des gemischten Bades auch eindeutig erotischen Vergnügungen. In Zeidlers Universallexikon von 1733 wird eine Badestube folgendermaßen beschrieben:

»Es ist nemlich ein niedriges Gemach, an dessen einem Ende ein Ofen, neben diesem Ofen aber ein Kessel mit heißen, und ein Kübel mit kalten Wasser ist, daraus man schöpffen, und wie man es brauchen will, die Wärme mäßi-

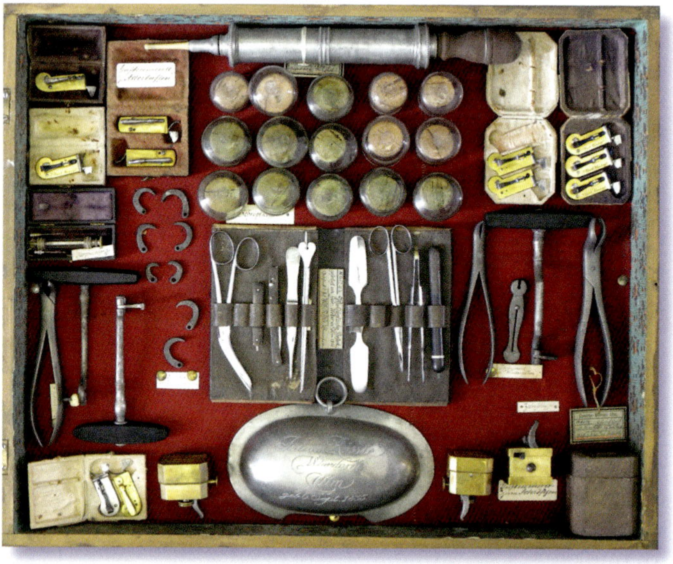

Abb. 56: Instrumente des um 1835 geborenen Ulmer Wundarztes Julius Rössle (um 1860). U.a. Klistierspritze, Schröpfköpfe und Aderschnäpper (oben), eine Aderlassschale (unten) sowie Zangen zu zahnmedizinischen Behandlungen

gen kann. An denen Wänden sind Bäncke vor und über einander, darauf man sich höher oder niedriger setzen kann, nachdem man starck oder gelinde zu schwitzen verlanget, und diese werden die Schwitz-Bäncke genennet. Diejenigen, welche naß baden wollen, setzen sich in eine Bade-

Wanne, die mit Wasser angefüllt ist.«

Die öffentlichen Badstuben waren üblicherweise Eigentum der Landesherren oder der Städte und wurden an Bader als Lehen gegeben. Das Wannenbad spielte eine untergeordnete Rolle, vor herrschend war das Dampf- oder Schwitzbad. Zum Baden gehörten auch das Kopfwaschen und das Kämmen, außerdem der Haarschnitt und das Rasieren. Medizinische Arbeiten des Baders bestanden in der Blutentziehung (Schröpfen, Aderlassen) zur Prophylaxe und Therapie sowie in der Wundversorgung. Neben den äußerlichen wundärztlichen Eingriffen wurde auch mit innerlich wirkenden Medikamenten (Purgiermittel) behandelt. Darüber hinaus wurden die Badbesucher mit Speisen und Getränken bewirtet, zum Teil auch mit Spiel und Gesang unterhalten. Für diese Dienstleistungen hielt der Bader in der Regel zweierlei Hilfskräfte: Badknechte für die medizinischen Arbeiten und weniger qualifizierte Bademägde für die Bereitung der Bäder und zur Bedienung der Gäste. Die Bäder wurden des großen Wasserbedarfs wegen vornehmlich in der Nähe von Fließgewässern oder ergiebiger Schöpf- oder Laufbrunnen angelegt. Aufgrund der Brandgefahr und der Anrüchigkeit des Badegewerbes lagen Badhäuser oft in städtischen Randlagen.

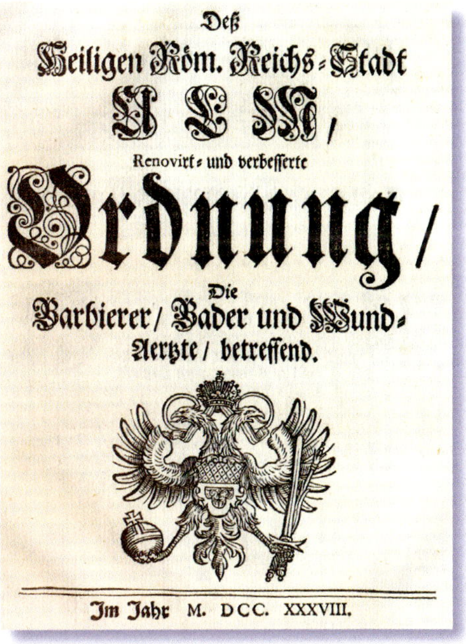
Deß
Heiligen Röm. Reichs-Stadt
ULM,
Renovirt- und verbesserte
Ordnung,
Die
Barbierer, Bader und Wund-Aertzte, betreffend.

Im Jahr M. DCC. XXXVIII.

Abb. 57: Titelblatt der Ulmer Baderordnung aus dem Jahre 1738

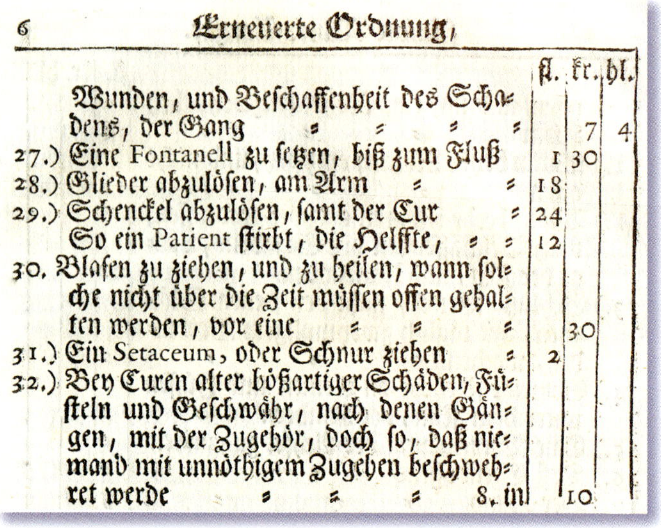
6 Erneuerte Ordnung,

	fl.	kr.	hl.
Wunden, und Beschaffenheit des Schadens, der Gang		7	4
27.) Eine Fontanell zu setzen, biß zum Fluß	1	30	
28.) Glieder abzulösen, am Arm	18		
29.) Schenckel abzulösen, samt der Cur	24		
So ein Patient stirbt, die Helffte,	12		
30. Blasen zu ziehen, und zu heilen, wann solche nicht über die Zeit müssen offen gehalten werden, vor eine		30	
31.) Ein Setaceum, oder Schnur ziehen	2		
32.) Bey Curen alter bößartiger Schäden, Fisteln und Geschwähr, nach denen Gängen, mit der Zugehör, doch so, daß niemand mit unnöthigem Zugehen beschwehret werde 8. in		10	

Abb. 58: Erneuerte Baderordnung von 1738 mit Nachweis der Gebühren für verschiedene Leistungen

Bäder hatten in kleinen Orten nur samstags, in größeren zweimal wöchentlich und in Städten an drei Wochentagen geöffnet. War die Badstube angeheizt, so wurde dies durch lautes Schlagen eines Beckens, durch Blasen oder Rufen angezeigt.

Im Jahre 1489 gab es in Ulm neben dem Hirsch- und Griesbad (siehe S. 88-91 und unten) mit eigenen Quellen noch fünf öffentliche Bäder: das Kargenbad, das Hafenbad, das Wölflinsbad, das Stegbad und das Krambad. Die in einer eigenen, der 17. Zunft organisierten Bader trugen die Verantwortung für die Badstube und den Badebetrieb. Ihre Aufgaben waren in Baderordnungen festgeschrieben. Viele weitere Bäder und Badstuben sind heute weitestgehend verschwunden, wo sie sich befanden, ist jedoch noch bekannt.

In einer Broschüre des Ulmer Stadtphysikus *Dr. Johann Frank* (1649-1725) mit dem Titel *Nachricht von dem in des Heiligen Römischen Reichs Stadt Ulm sich befindenden*

Hirschbades wird erwähnt, dass bereits vor 1442 eine Badstube mit diesem Namen existiert habe. Das Wasser soll von »erstaunlicher Kraft und Wirkung« gewesen sein. Das Ende dieses Heilbades kam im 18. Jahrhundert. Das Hirschbad befand sich in der Lautengasse 17 (Lit.-Nr. C 103). 18

Ein weiteres Bad lag an der Kargengasse (Lit.-Nr. D 109), der heutigen Bockgasse 4. Das Kargenbad hatte keine eigene Quelle, sondern bezog das Wasser aus der städtischen Wasserleitung und zwar drei sogenannte »ganze Wasser«.[47] Anfang des 17. Jahrhunderts stellte das Kargenbad seinen Betrieb ein. 26

Das Hafenbad (Lit.-Nr. C 260) befand sich an der Ecke Hafenbad/ Kohlgasse, heute Hafenbad 9. Es bezog ebenfalls drei »ganze Wasser« und bestand bis zum Ende des 18. Jahrhunderts. 17

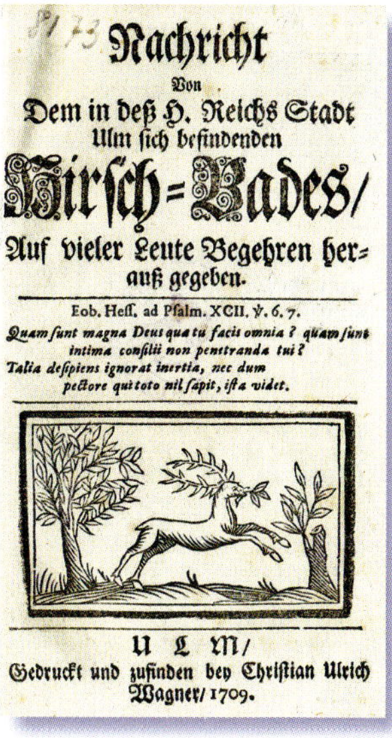
Nachricht
Von
Dem in deß H. Reichs Stadt
Ulm sich befindenden
Hirsch-Bades/
Auf vieler Leute Begehren herauß gegeben.

Eob. Hess. ad Psalm. XCII. ỽ. 6. 7.
Quam sunt magna Deus qua tu facis omnia? quam sunt intima consilii non pentranda tui?
Talia despiens ignorat inertia, nec dum pectore qui toto nil sapit, ista videt.

U L M/
Gedruckt und zufinden bey Christian Ulrich Wagner/ 1709.

Abb. 59: Titelblatt der Broschüre Nachricht von dem in deß H. Reichs Stadt Ulm sich befindenden Hirsch-Bades. Johann Frank, Ulm 1709

Das Wölflinsbad (Lit.-Nr. B 111) an der steinernen Brücke »Bei der Langmühle«, Glöcklerstraße 2a (Gebäude Nr. 2a heute nicht mehr erhalten), wird in einer Urkunde von 1352 als Bad des Deutschen Ordens geführt. Es bezog sein Wasser aus der Blau. Wann dieses Bad seinen Betrieb einstellte, ist nicht bekannt.

Das Stegbad (Lit.-Nr. A 448, heute Weinhofberg 7) erhielt seinen Namen von den beiden Stegen, den sogenannten Saubrücken. Vermutlich hieß es früher Krebels- oder Krebelz-Bad, da urkundlich schon 1335 und 1358 dieses Bad »an der Blau unterhalb der Lochmühle und unweit der Stege gelegen« erwähnt wird. Es bezog sein Wasser ebenfalls aus der Blau und stellte seinen Betrieb zu einem nicht bekannten Zeitpunkt ein. 1a

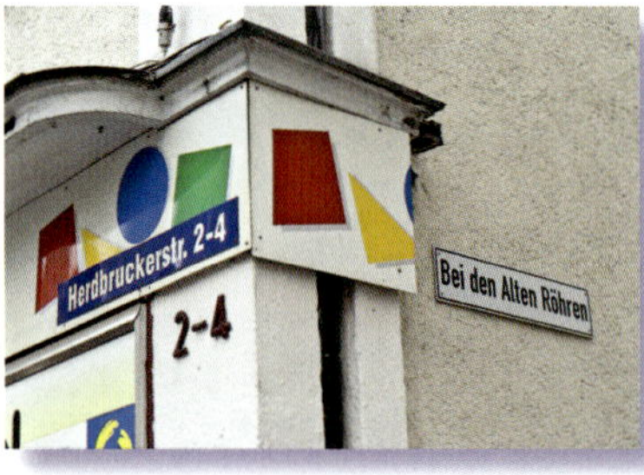

Abb. 60: Das Straßenschild »Bei den alten Röhren« in der Herdbrucker Straße

Das Krambad (Lit. A Nr. 36) befand sich im Hinterhaus des Gebäudes Herdbruckerstraße 16. (19) Es nutzte zunächst Donauwasser. Nach Erbauung der neuen Stadtmauer 1480 und Umleitung der Blau bezog es aus dieser sein Wasser. Zu Beginn des 18. Jahrhunderts war dieser Badebetrieb aber bereits erloschen.

Daneben gab es noch die namentlich bekannten Bäder »An der Lutin im Gässlein bei der Badstube«, das Boxlerbad (20) »an der Blau, vor dem Trinktürlein gelegen« (nahe der Münze), das Donaubad bei der Herdbrücke (bereits 1508 abgebrochen), ein Seelbad und ein Blaubeurer Bad (Lit.-Nr. C 119; Lautengasse 5, Hausnummer heute nicht mehr vorhanden). Weiterführende Informationen über diese Bäder sind nicht bekannt.

Der Dominikanermönch *Felix Fabri* (1438/39-1502) erwähnt in seinem 1488 entstandenen *Tractatus de civitate Ulmensi* einen Brunnen, die sogenannten »Alten Röhren.« Nach Fabri war es ein größeres Bauwerk mit Stufen, die nach unten in ein Gewölbe führten. Der Platz »Bei den Alten Röh-

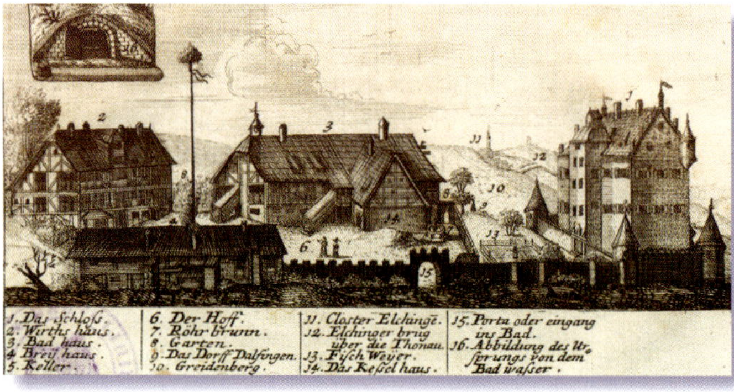

Abb. 61: Historische Ansicht von Bad Thalfingen (1706)

ren« hatte um das Jahr 1600 noch zwei Zugänge vom Marktplatz her. Seit kurzem weist ein Straßenschild am Haus Herdbruckerstraße 2-4 auf diesen fast vergessenen Ort hin. Der Brunnen wurde von einer schon im Mittelalter gefassten Mineralquelle (im Hof der heutigen Jugendmusikschule) gespeist und lieferte lange Zeit das Trinkwasser für die umliegenden Häuser, wurde aber 1868 wegen Verschmutzung geschlossen und abgebrochen.

Beliebte Bäder im Ulmer Territorium waren der Gesundbrunnen zu Oberthalfingen 21 und das Röthelbad in Überkingen. 22

Anno 1495 badete der Herzog Eberhard von Württemberg »wegen Schwachheit der Glieder und Feuchte des Hirns und des Magens« in Oberthalfingen. Nach Meinung des Stadtarztes Frank gab es kaum eine Krankheit, »die durch das Wasser des Röthelbads in Überkingen nicht bezwungen wird.«

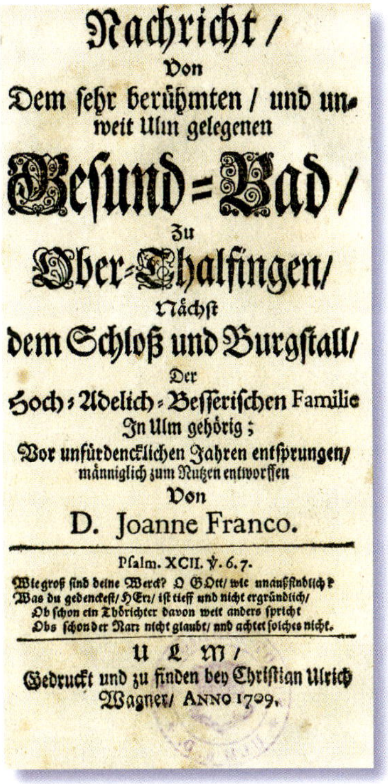
Nachricht /
Von
Dem sehr berühmten / und unweit Ulm gelegenen
Gesund=Bad /
Zu
Ober=Thalfingen /
Nächst
dem Schloß und Burgstall /
Der
Hoch=Adelich=Besserischen Familie
In Ulm gehörig ;
Vor unfürdencklichen Jahren entsprungen /
männiglich zum Nutzen entworffen
Von
D. Joanne Franco.

Psalm. XCII. v. 6. 7.
Wie groß sind deine Werck? O GOtt / wie unaußfindlich?
Was du gedenckest / HErr / ist tieff und nicht ergründlich /
Ob schon ein Thörichter davon weit anders spricht
Obs schon der Narr nicht glaubt / und achtet solches nicht.

U L M /
Gedruckt und zu finden bey Christian Ulrich
Wagner / ANNO 1709.

Abb. 62: Titelblatt der Broschüre Nachricht von dem sehr berühmten und unweit Ulm gelegenen Gesundbad zu Oberthalfingen. Johann Frank, Ulm 1709

Der Niedergang der Badekultur begann mit den großen Pestepedemien der Jahre 1347 bis 1352. Verstärkt wurde dieser Trend durch das Aufkommen der Syphilis im 15. und 16. Jahrhundert. Auch der Dreißigjährige Krieg trug weiter dazu bei, obgleich einige Bäder noch bis zum Ende des 18. Jahrhunderts als »Heilbäder« weiterbestanden. Gleichzeitig war nach Ansicht vieler Ärzte das Baden schädlich und überflüssig. Das hing mit der damaligen Auffassung zusammen, dass das Wasser beim Bad durch die Poren der Haut in den Körper eindringen und sich dort mit den »Körpersäften« vermischen könnte, was wiederum zu Krankheiten führen würde. Auch fürchtete man das Eindringen von Krankheitserregern in den Körper auf diesem Wege.

Das Seel- oder Blatternhaus am Gries 15

Der Seelengraben hat seinen Namen vom Seelhaus, das vermutlich bereits vor 1400 dort existierte und auf Veranlassung des Rates 1495 um ein »Blatternhaus« erweitert wurde. Einen Neubau errichtete 1545 der Werkbaumeister Hans Michel. Namensgebend war das Seelhaus auch für den am Seelengraben gelegenen Seelturm. Der Seelturm entstand als Wehrturm der inneren Mauer im 14. Jahrhundert. Später wurde der Turm auch Zundelturm genannt, da hier die Stadt im 18. Jahrhundert den zum Schießen benötigten Zunder lagerte. Das Zundeltor wurde erst 1870 in die Stadtmauer gebrochen.

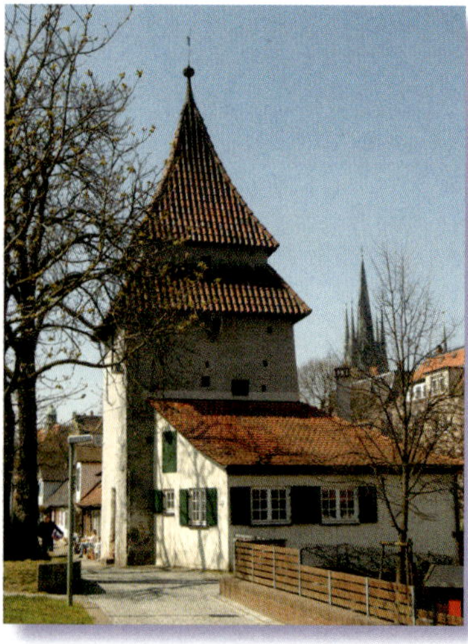

Abb. 63: Zundelturm

Die Bezeichnung »Seelhaus« bezieht sich wie auch bei anderen städtischen Krankenversorgungseinrichtungen dieses Namens darauf, dass sich die Stifter für solche Institutionen ganz im Sinne des mittelalterlichen, vorreformatorischen Verdienstwesens eine Verbesserung ihres eigenen Seelenheiles erhofften.

Das Seelhaus lag erstaunlicherweise innerhalb der Stadtmauern in der heutigen Griesbadgasse 17 (D 294). Allerdings wusste man, dass die Blattern keinesfalls ahnungslose Menschen überfallen, sondern »in oder uß eim Menschen allein für sich selbsten nit wechst oder entspringt, sonder allwegen oder doch mehrern Theils [...] durch Unzucht inficier und erlangt wird.« [48]

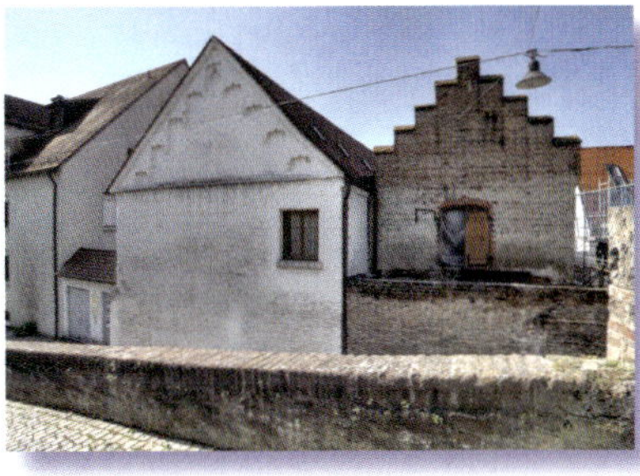

Abb. 64: Ansicht des Hintergebäudes des ehemaligen Seelhauses (links) heute

Das Seelhaus in Ulm war eines der ersten Häuser dieser Art in Deutschland und zudem eine rein städtische Einrichtung. Hier wurden die *Bösen Blasen* behandelt, eine Seuche, die erst später die heutige Bezeichnung *Syphilis* erhielt. Gemäß der so genannten Kolumbus-Theorie brachten spanische Seefahrer die »Lustseuche« aus der Neuen Welt mit nach Europa. 1495 traten die *Bösen Blasen* oder *Blattern* erstmals bei der Belagerung Neapels durch das französische Heer Karls VIII. auf. Die Bezeichnung *Morbus gallicus* bürgerte sich ein. Schon ein Jahr später fand die später Syphilis genannte Krankheit auf dem Reichstag von Worms urkundliche Erwähnung.

Aufgabe des Seelhauses war die möglichst rasche Heilung, Rehabilitierung und Resozialisierung der Syphiliskranken durch zeitweilige Hospitalisierung. Aufgenommen wurden nur Ulmer Bürger, Beiwohner oder Dienstboten. Allerdings wurden auch Bettler ambulant versorgt. Die Behandlung war kostenlos, da die öffentliche Hand für die Aufwendungen aufkam. Die Einlagen aus dem aufgestellten Opferstock wurden bei der Entlassung als Resozialisierungsmaßnahme an die Bedürftigen verteilt. Die Pflege oblag dem angestellten Seelvater, der per Amtseid verpflichtet war, das »Heben, Legen, Wischen und Waschen« der Kranken zu besorgen. Das hieß unter anderem, dass er die Bettwäsche regelmäßig wechseln ließ und für die Verpflegung der Kranken sorgte.

Weiterhin war der Seelvater für die Einhaltung der Hausordnung zuständig. Diese verbot Kartenspiele, duldete keine

Besuche in den »Stuben« (Krankenzimmern) des jeweils anderen Geschlechts und kein unbefugtes Betreten der Küche. Außerdem musste die eventuell mitgebrachte eigene Kleidung und das Bettzeug abgegeben werden, bei der Entlassung wurde beides wieder ausgehändigt.

Als Personal des Seelhauses standen dem Seelvater seine Frau, eine Wärterin für die kranken Kinder, eine Seelvatersmagd, zwei weitere Mägde, ein Knecht, eine Wäscherin und eine zusätzliche Holzmagd zur Seite. Letztere war zuständig für das Sieden des Guajakholzes und die Zubereitung des Heilsuds. Hinzu kamen noch der Schröpfer und der Baderknecht, die aber nicht dem Seelvater unterstanden.

Hautkrankheiten fielen wie alles, was durch äußerliche Anwendung wie Salbkuren, Bäder, Umschläge, Aderlässe oder ähnliches zu kurieren war, ausschließlich in die Zuständigkeit der handwerklich ausgebildeten und in der Zunft organisierten Wundärzte oder Bader. Somit wurden auch die bei der Syphilis auftretenden Geschwüre und Hautausschläge von Badern und Chirurgen behandelt.

Erst 1561 gab es mit Gabriel Zwilling einen bestallten Seelarzt. Ihm oblag die innere Behandlung der Patienten. Er hatte den Seelscherer zweimal täglich beim Verbinden der Kranken zu beaufsichtigen. Ein Bild von den Zuständen im Seelhaus schildert der Seelhausarzt Lorenz Walter Küchel, der Ende des 16. Jahrhunderts nach Ablauf seiner Tätigkeit schreibt, er habe in zwölf Jahren 600 Personen die Kur verabreicht, »Molesten, Gestank und Unläst« ertragen und er rate jungen Ärzten, »mit der Tätigkeit im Seelhaus einen Vorgeschmack auf ihren künftigen Beruf zu erhalten«.[49]

Im Laufe des 16. Jahrhunderts ging die Zahl der Syphiliskranken zurück. Das Haus war beispielsweise 1597 nur noch mit vier Männern, drei Frauen und drei Kindern sowie zwei Patienten in der »Gesundstub« belegt – zwölf Patienten standen somit neun Pflegepersonen gegenüber; eine sehr kostspielige Einrichtung für die Stadt. Dennoch wurde das Blatternhaus bis zum Ende des 17. Jahrhunderts betrieben. Nach dem endgültigen Abklingen der Seuche wurde das umgebaute Haus ab 1786 als Zucht- und Arbeitshaus genutzt und diente ab 1807 bis zu seiner Zerstörung 1944 als Gefängnis. Auch wurden dort seit dem 18. Jahrhundert anatomische Sektionen durchgeführt.

Schmier- und Holzkur gegen die »Franzosenkrankheit«

Zur Therapie der Syphilis verwendete man bis zum Beginn des 20. Jahrhunderts die gefürchtete »Schmierkur«, Einreibungen mit Quecksilbersalben, deren Nebenwirkungen oft verheerender waren als die Krankheit selbst. Daneben wurde die Holzkur angewendet, das heißt, die Kranken erhielten mehrmals täglich einen Absud aus Guajakholz in Verbindung mit Schwitzbädern. Das Holz des ursprünglich aus dem tropischen Amerika stammenden Guajaka-Baumes (*Guaiacum officinale*), das über Venedig importiert wurde, setzte man seit Anfang des 16. Jahrhunderts als Heilmittel gegen Syphilis ein. Die Belieferung des Seelhauses mit Guajakholz war ein begehrter Auftrag für die Apotheken. Bis 1602 hatte die Löwenapotheke das Monopol, danach wurden die Lieferverträge alternierend an die vier Apotheken der Stadt vergeben.

Weitere Seelhäuser 23 24

Außerhalb des Gebietes auf dem Kreuz gab es vermutlich noch weitere Seelhäuser in Ulm, deren Geschichte allerdings nicht erforscht ist, zum Beispiel ein Seelhaus beim Neutor (1439-1531), ein Seelhaus in der Platzgasse (bis 1479) und ein Seelhaus in der Ulmer Gasse. Schon im 14. Jahrhundert wird das Seelhaus am Wörth erwähnt: Im Jahre 1378 schenkte die Ulmer Bürgerin Elisabeth Rüdiger, Tochter des Tuchmachers Hans Rüdiger, ihr Anwesen im Bereich der heutigen Glöcklerstraße, vier Schwestern zum Aufbau eines Seelhauses, in welchem Kranke ambulant und stationär versorgt werden sollten. Dieses Seelhaus ist gleichfalls bis ins 18. Jahrhundert hinein belegt.

Das »Funden«- und Waisenhaus 25

Das schon 1337 erstmals erwähnte, zunächst vor der Stadtmauer gelegene Fundenhaus, wurde 1546 im Schmalkaldischen Krieg abgebrochen und 1553 durch einen Neubau innerhalb der Stadt ersetzt. Seitdem befand sich das Funden- und Waisenhaus »Auf dem Gries« (heute Ecke Gideon Bacher-Straße/Zeughausgasse). Zunächst handelte es sich um eine rechtlich selbständige Einrichtung kirchlichen Charakters,

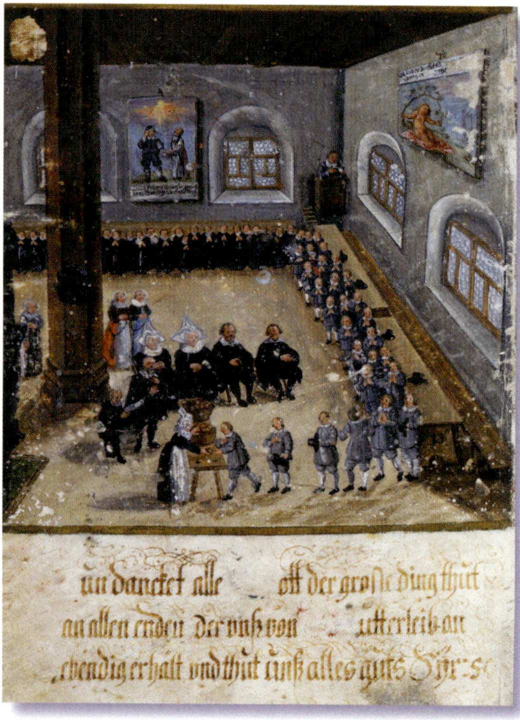

Abb. 65: Speisung der Kinder im Stiftungsbuch des »Funden«- und Waisenhauses

mit den sich daraus ergebenden Privilegien der Steuerfreiheit und Unveräußerlichkeit des Vermögens. 1507 wurde die Einrichtung von der Hospitalverwaltung übernommen.

Der »Fundenvater« betreute durchschnittlich 120 bis 150 Kinder. 1811 wurde das Funden- und Waisenhaus durch die königlich-württembergische Regierung aufgehoben. Aber noch in Max Eyths historischem Roman *Der Schneider von Ulm* wird es »als Anstalt, in welcher von Seiten der Stadt für Waisen und verwahrloste Kinder gesorgt wurde«, erwähnt.[50] Im Ordnungsbuch für Ärzte, Balbierer etc. von 1612 sind die Aufgaben und Pflichten für die im Funden- und Seelhaus tätigen Ärzte niedergeschrieben.

Des Sehl Doctors Pact [51]

»Ich, N. [ins Formular einzusetzender Name] der artzney doctor, bekenne offentlich und thue kundt gegen allermeniglich [jedermann] mitt dem brief, das ich mich zu den edlen, ehrenvesten, fürsichtigen und weisen herrn Elttern [Ratsälteren], Burgermaister und Rhat der statt Ulm, meinen gunstigen herren zwei jahr lang, zu welcher zeit ich auch urlaub zu nemmen nitt macht [habe], aber sie, meine herren, mir urlaub zu geben gewaltt haben sollen. Und darnach so lang es ihrer E. und Rt. fursehen, auch mir solchen dienst zu verwaltten gelegen ist in dienst als ein arzet verpflichtet, und hab ihnen dorauf mitt guttem willen und wolbedachtem nutz geredt, zugesagt und versprochen, wie hernach folgt. Zum ersten, das ich ihnen und gemeiner ihrer statt zu allem dem, darzu sie mich als einen Medicum zu gebrauchen haben, davon nichts außgenommen, gehorsam, getrew und geverttig sei, ihren nu[t]zen und frommen zu fürdern und zu werben [zu vermehren], auch nachtheil unnd schaden zu bewaren und ob ich von einem bürger oder bürgerin, einwoner oder einwonerin ihrer statt Ulm seiner kranckheit halben erfordert wurdt, das ich raichen und armen, sofern es anderst nachfolgender meiner insonders angedingten geschäfft halber das Seel- und Fundenhaus belangend kan, statt haben, darinnen ohngefehrlich,

willig, geflißen und ohnsäumig erschei[10v:]ne und demselben krankhen zu seiner anligenden krankheit und wehetagen [Krankheitstagen] nach meiner besten verständtnüs rhaten und helffen und mich deßhalber zimblicher belohnung vermög der tax [verordneten Gebühr] [...] verglichen bin [bezahlt werde] [...].
Zum andern [2.], das ich auch alle dieser personen, so mitt kranckhait beladen und in das Seelhaus begeren oder bist dorein genommen werden, zuvor mitt ordenlicher und guttem fleiß, selbs aigener person besichtigen und beschawen, ob dieselben mitt den Franzosen als der allein in diser ernente und bestimbte chur oder Seelhauß gehörigen kranckhait oder andern bösen anligen behafft sein oder nitt. Und welche also durch mich mitt angezaigtem gebresten [Krankheit] beladen befunden und judicirt wurden, das ich alsdann dieselben in das Seelhaus oder andere gebürende ortt schawen soll.
Zum dritten so soll und will ich deß Seel- und Fundenhaus fleißig wartten, auch allen und jeden ordnungen, gesetzen und gebreuchen, so iezo [jetzt] deß Seel- und Fundenhaus halben vorhanden sein oder hinfüro gegeben und aufgericht werden möchten, getrewlich geloben und nachkommen, die kranckhen darinnen besichtigen und ihnen mitt meiner von Gott begabten kunst und arzney nach meinem besten vermögen und verstand hilfflich und rhatsamb sein, desgleichen darob halten, und fleiß fürwenden, das die armen patienten mit der cura, eßen [Essen], trinckhen, aderlaßen, baden und lig erstatt underschiedlich und nach notturfft [11r:] versehen werden. Ich soll und will auch eines E. Rhats zu disen kranckhen bestellten balbierer oder arzet [Arzt], so jederzeit an solchem dienst oder ambt sein wirdt, nitt gestatten, den patienten weder purgation [Abführmittel] noch andere innerliche arzneyen einzugeben noch zu gebrauchen. Desgleichen auch ihm das ezen [Ätzen], schneiden, brennen, und anders dergleichen eigens gewalts und ohne mein vorwißen, rhat und gehaiß keines wegs zuelaßen, sonder darob und daran sein, damit sich die Balbierer allein ihrer schmier, unguent [Salben], öhl, pflaster und anderer dergleichen heilungen anmaßen und fleißig gebrauchen. Ich will auch zu der zeit der aderlässin und purgation

zum anfang, mittel und ende einer jeden chur, alle tag, auch sonsten, wann die scherer im Seel- oder Fundenhauß die armen binden [verbinden], so offt es die notturfft erfordert, gegenwertig sein; und sonderlich achtung drauf geben, auch fleißig nachfrag haben, damit weder das holz, waßer noch anders, was zu der arzney gehörig, auß dem Seel- und Fundenhauß verendert oder an andere ortt gebraucht werde, es beschehe dann gegen denen personen, so noch in das Seel- und Fundenhauß kommen sollen oder die schon dorinnen gewesen und solcher hilf noch weitter notturfftig sein.

Zum vierdten soll ich auch mein getrewe acht und aufmerckhen [Aufsicht] haben auf die vätter im Seel- und Fundenhaus, auch ihre hausfrawen und die ehehalten [Ehepartner], so jederzeit darein verordnet werden, damit sie der kranckhen [11v:] getreulich wartten und denselben nichts abtragen, sondern dem, so ihnen befohlen ist, mit fleiß außwarten und geleben; und so ich von den Seel- und Fundenvättern, ihren haußfrawen oder ehehalten ichzit schon gewahr, gemacht und innen wurd, das den armen kranckhen leutten dem Spital oder Armenhäußlein, durch welche sie underhallten werden, nachteilig oder schädlich sein möchte oder aber das sie demjenigen, so ihnen befohlen ist, nit gelebten und nachkhommen, das soll und will ich jedesmals fürderlich bei ihnen abstellen [und bei Nichtbeachtung an die jeweils zuständigen Beamten der Stadt melden].

Zum fünfften, do auch bei regierenden sterbenden leuffen [herrschenden Seuchen] die herren Rhatspersonen, auch ihre weib und kinder, so mit der kranckheit deß brechens oder pestilenz behafft, mein zu solcher ihrer kranckheit begeren wurden, so soll ich zu denselben zugehen und ihnen mit meiner kunst und arzney nach meinem besten vermögen und verstand, sovil ich des von Gott gnad haben werde, umb bebührliche belonung, rhat und hilff zu beweisen auch schuldig und verbunden sein [12r:].

Zum sechsten, so hinfüro tragend frawen in kindtsbanden und nöthen bestrickht [Schwangere], et cetera wie oben in den bestelten doctoren pact., fol. 91v: Zum anndern ob hinfüro.

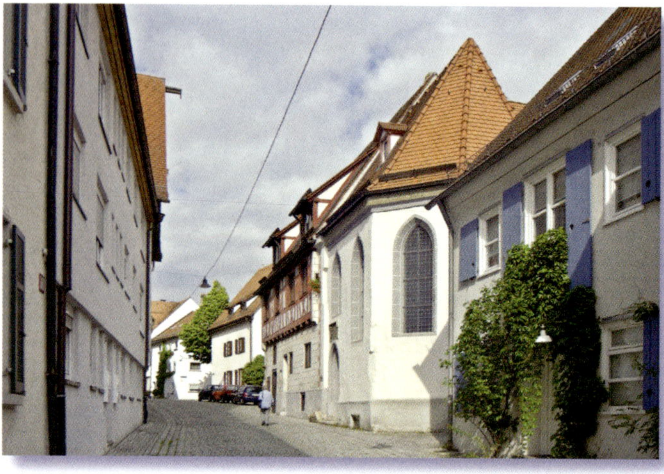

Abb. 66: Blick auf die ehemalige Sebastianskapelle in der Hahnengasse

Auf dem Weg zu den außerhalb der Stadt liegenden Siechen- und Brechenhäusern steht heute noch in der Hahnengasse Nr. 2 eine der wenigen mittelalterlichen Kapellen. Sie war dem Pestheiligen Sebastian geweiht. Seit der Reformation wird sie profan genutzt und ist heute eine Galerie (siehe auch S. 109 und S. 30f.). 26

Siechen- und Brechenhäuser 27 28

Leprosen- oder Sondersiechenhäuser gab es landauf, landab – auch in Ulm oder besser in der Umgebung Ulms. Bereits 1246 findet das Spital St. Katharina als erste im heutigen Württemberg bekannte Leprastation Erwähnung und war vor allem den wohlhabenden Siechen vorbehalten. St. Katharina lag nordöstlich der Stadt am Fuß des Michelsberges, dort, wo die heutige Frauensteige langsam anzusteigen beginnt.

Die zweite Leprastation Ulms, St. Leonhard, lag im Gries östlich der Stadt und war als Spital für die armen Siechen

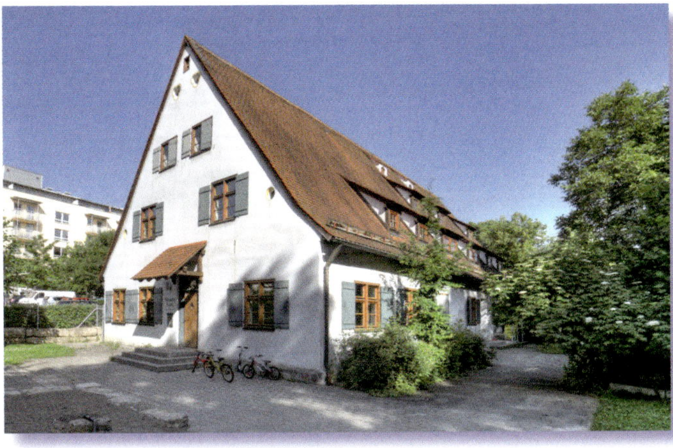

Abb. 67: Ehemaliges Armen-Leprosium St. Leonhard – heute Kindergarten im Anne-Frank-Heim der Kath. Gemeinde St. Georg

bestimmt. Beide Ulmer Leprosenhäuser mussten während des Schmalkaldischen Krieges von 1546 – wie übrigens alle Steinhäuser vor den Mauern der Stadt – abgebrochen werden. Nur St. Leonhard wurde 1547 an der Ecke der Friedens- zur Karlstraße hinter dem Stadtfriedhof wieder aufgebaut. Das Gebäude diente nach dem Zweiten Weltkrieg als Jugendhaus (Anne Frank-Heim) und beherbergt heute einen katholischen Kindergarten.

Die Brechenhäuser, deren Name von »Gebrechen« abgeleitet ist, befanden sich im Osten der Stadt. Dies entsprach den Hygienevorschriften, die vorsahen, dass Spitäler vorzugsweise außerhalb der Mauern, möglichst flussabwärts im Osten errichtet werden sollten. Selbst das in den Jahren 1909 bis 1912 erbaute städtische Krankenhaus wurde noch im Osten am Safranberg errichtet.

Die Brechenhäuser waren nur während der großen Epidemien geöffnet und verfielen im Laufe der Jahre. Im Jahre 1634 beauftragte der Rat der Stadt den Architekten, Mathematiker, Mechaniker und Chronisten Joseph Furttenbach (1591-1667) mit dem Bau eines neuen Brechenhauses. Furt-

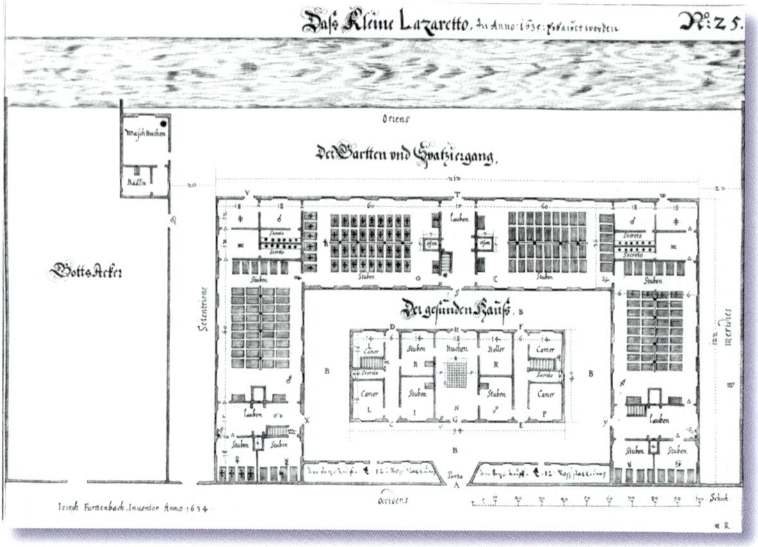

Abb. 68: Plan des »Kleinen Lazarettos« – 1635 errichtet nach Plänen von Joseph Furttenbach

tenbach war seit 1631 Verwaltungsleiter des Ulmer Bauamts und somit Stadtbaumeister. Er erstellte das Brechenhaus vor dem Gänstor, bei der Gänswiese an der östlichen Peripherie der Stadt. Bis zur Zerstörung im 2. Weltkrieg war das Gebäude noch als »Niederländer Hof« bekannt. Schon 1635, als das »große Sterben« in Ulm auf dem Höhepunkt war und tausende Tote forderte, war Furttenbachs Lazaretto bezugsfertig (siehe S. 72).

Der Schwarze Tod – Pestepidemien in Ulm

Seuchen waren die mit Abstand größte gesundheitliche Bedrohung der mittelalterlichen und frühneuzeitlichen Gesellschaft. Keine andere Krankheit hat so sehr in das Schicksal der Menschheit eingegriffen und das politische und wirtschaftliche Leben beeinflusst wie die Pest. Wie viele andere

Städte Deutschlands blieb auch Ulm von den verheerenden Streifzügen der Pest nicht verschont, die seit dem 14. Jahrhundert regelrechte Massensterben auslöste. Aus Zentralasien stammend, gelangte die Pest 1347 über die belagerte genuesische Handelsniederlassung Kaffa auf der Krim (heute Feodosia) nach Italien. Innerhalb eines Jahres verbreitete sie sich in ganz Europa und raffte ein Drittel der Bevölkerung dahin.

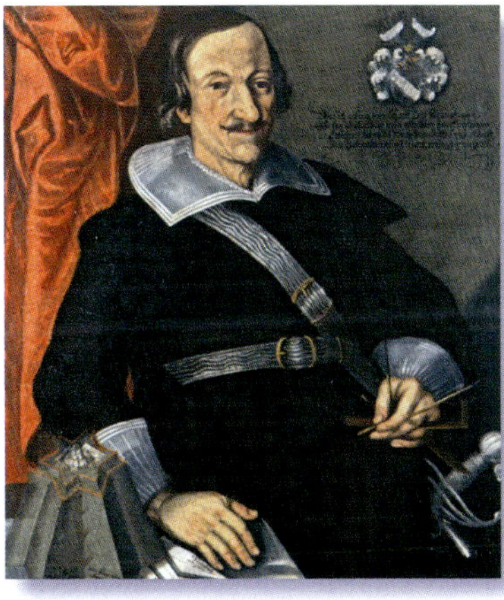

Abb. 69: Portrait des Architekten, Mathematikers, Mechanikers und Chronisten Joseph Furttenbach (1591-1667)

In den Jahren 1349/50 trat die Pest zum ersten Mal in Ulm auf. In der Folgezeit erlebte die Stadt etliche Pestausbrüche.[52] Im Dreißigjährigen Krieg wurde Ulm zum letzten Mal von dieser grausamen Krankheit heimgesucht.

1473 veröffentlichte Heinrich Steinhövel das *Büchlein von der Pestilenz*, das mit einem Gebet zum Heiligen Sebastian als Pestpatron beginnt. Er empfiehlt darin – gemäß der damals vorherrschenden Miasmen (giftige Ausdünstung des Bodens)-Theorie – die Luft und die Wohnung zu reinigen, insbesondere, die Fußböden mit Wacholderbeeren und Näglein (Nelken) zu bestreuen sowie mit Terpentin, Weihrauch, Rosenwasser und Essig zu besprengen. Die beste Möglichkeit, sich vor der Pest zu schützen, war nach Steinhövel eindeutig das schleunige Verlassen des Aufenthaltsortes: »Fliehe schnell, fliehe weit, und komme nicht so bald zurück«, heißt es in seinem Pestbüchlein (siehe S. 36). Dieser Ratschlag wurde immer wieder von denen befolgt, die es sich leisten konnten. Wer sich die Flucht nicht leisten konnte, und das war ohne Zweifel die Mehrheit, hatte die Möglichkeit, durch das Verbrennen von Kräuter- und Gewürzmischungen gegen das Miasma vor-

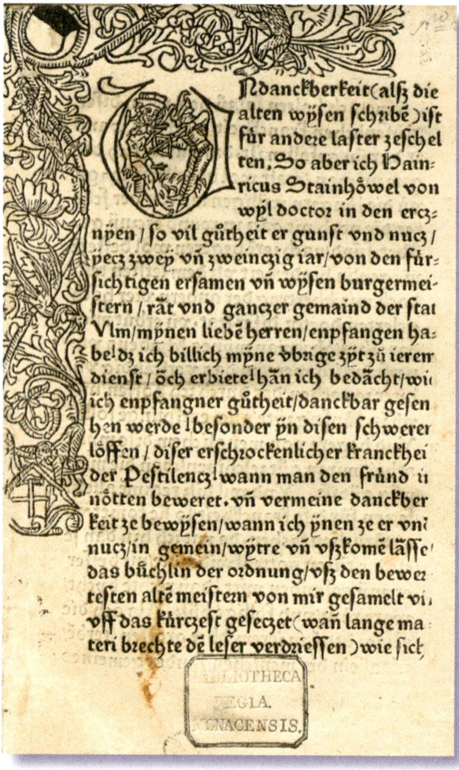
Ndanckberkeit(alſz die
alten wÿſen ſchribē)iſt
für andere laſter zeſchel
ten, So aber ich Hain=
ricus Stainhöwel von
wÿl doctor in den ercz=
nÿen / ſo vil gůtheit er gunſt vnd nucz/
ÿecz zweÿ vñ zweinczig iar/von den für=
ſichtigen erſamen vñ wÿſen burgermei-
ſtern / rāt vnd ganczer gemaind der ſtat
Vlm/mÿnen liebē herren/enpfangen ha=
be/dz ich billich mÿne vbrige zÿt zů ierem
dienſt / ōch erbiete/hān ich bedācht/wie
ich enpfangner gůtheit/danckbar geſen
hen werde/beſonder ÿn diſen ſchwerē
löffen / diſer erſchrockenlicher kranckhei
der Peſtilencz/wann man den fründ in
nötten beweret. vñ vermeine danckber
keit ze bewÿſen/wann ich ÿnen ze er vnd
nucz/in gemein/wÿtre vñ vſzkomē läſſe
das büchlin der ordnung/vſz den bewer
teſten altē meiſtern von mir geſamelt vn
vff das kürczeſt geſeczet(wañ lange ma
teri brechte dē leſer verdrieſſen)wie ſich

Abb. 70: Pestbüchlein des Heinrich Steinhövel, Textanfang

zugehen, wozu eigene Räucherpfannen entwickelt wurden. Als Antidot schließlich, als Gegengift, galt der Theriak als besonders wirkungsvoll, eine komplizierte Mischung aus Opiaten und Schlangengiften, getrocknete Krötenpulver und vielem anderen.

Kennzeichnend für die Weiterentwicklung des therapeutische Aderlasses bei Pestkranken waren die theoretischen Ausführungen des Ulmer Stadtarztes Jakob Engelin (um 1360, † um 1420), die der Schwabe in seinem Pesttraktat des ausgehenden 14. Jahr hunderts eingeflochten hatte. Als Humoralphysiologe wusste Engelin die Voraussetzungen aufzuzählen, die für einen sofortigen Aderlass sprachen und zur Wahl der entsprechenden Lassstelle führten. Er ordnete den drei »Haupt-Gliedern« Hirn, Herz und Leber, die Achsel-, Hals- und Leistenlymphknoten zu. Bubonen, die sich an diesen Stellen bildeten, wurden als Reinigungsversuche des jeweiligen »Haupt-Gliedes« gedeutet, mit denen die Pestmaterie nach außen abgestoßen werden sollte. Durch den Aderlass an der dem jeweiligen »Haupt-Glied« zugeordneten Vene sollte die Reinigung unterstützt werden. Zum Aderlass kamen Inzision und Kauterisieren, also das Aufschneiden und das Ausbrennen der Bubonen. Dieses Vorgehen hatte seinen Ursprung in der Beobachtung, dass Pestkranke, deren Bubonen aufbrachen, wesentlich verbesserte Überlebenschancen hatten.

Als weiterer Therapieschritt über den Aderlass hinaus wurden die befallenen Lymphknoten der drei »Haupt-Glieder« operativ ausgeräumt. Das Verfahren wurde sehr wahrscheinlich von Heinrich Steinhövel, Engelins Nachfolger als Stadtarzt in Ulm, zum ersten Mal angewandt.[53]

Die Pestepidemie von 1547

1547 hielt sich Kaiser Karl V. mit seinem Gefolge und zahlreichen Soldaten in Ulm auf. Auch bei der Stadt Ulm, Mitglied des Schmalkaldischen Bundes, hinterließ der Religionskrieg Karls V. gegen die protestantischen Reichsstände schmerzliche Spuren. Im Donaufeldzug nahmen kaiserliche Truppen Lauingen ein und verwüsteten große Teile des Ulmer Territoriums.

Der Chronik des Schuhmachers Sebastian Fischer ist zu entnehmen, dass während der kaiserlichen Besetzung Ulms im Jahre 1547 die Ulmer Bürger ihre Häuser verlassen mussten, um die »Welschen« dort einquartieren zu können – gemeint sind die dem katholischen Glauben treu gebliebenen spanischen Truppenteile im Heere Karls V. Die Ulmer Bürger wurden in halböffentlichen Notunterkünften untergebracht. In der überfüllten Stadt brach die Pest aus, von der auch die Familie Fischer betroffen war: Die beiden kleinen Töchter Anna und Sarah sterben daran und kurz darauf die »herzliebe Hausfrau Hildegard.« Über die Beerdigung seiner Frau berichtet Fischer, dass niemand da gewesen sei, der sie habe in ein Totentuch einnähen können. Das habe er dann zusammen mit der »Kriegerfrau«, die in seinem Haus logierte, bewerkstelligt, »[...] doch hat mich das herzlich gestresst.«

Da seine Frau zwischen fünf und sechs Uhr abends starb, konnte sie nicht mehr auf dem Friedhof bestattet werden, dessen Tore um diese Zeit schon verschlossen waren. Alle, die nachts sterben, »werden auf einem Karren hinausgeführt« – so Fischer. Seine Frau wurde vor der steinernen Friedhofsmauer neben dem Siechenhaus »hinter unserer frauen kirchen« bestattet – und zwar »drei Schuh vom thürle hinauf, aufwärts dem berge zu.« 29

Auch Sebastian Fischer erkrankte an der Pest. Vierzehn Tage nach dem Tode seiner Frau wird er von hohem Fieber geplagt und »ist der artzet 12 wuchen yber mich gegangen, hat wellen 20 gulden haun [haben], und hat 12 gulden von mir genommen [bekommen].«[54]

Die Pest während des Dreißigjährigen Krieges

Nach der Schlacht bei Nördlingen im September 1634 flüchteten unzählige Bauern aus dem Ulmer Gebiet, dazu Fremde, Bettler und Reisende aus Furcht vor den raubend und brennend durch das Land ziehenden Truppen in die Stadt, die bald doppelt so viele Einwohner wie zuvor zu versorgen hatte. Die Vorräte der Kornspeicher und sonstigen Lagerhäuser waren schnell verbraucht. Hunger, Not und grauenhafte hygienische Verhältnisse herrschten in der belagerten Stadt und boten einen geeigneten Nährboden für Krankheiten aller Art.

1634 brach in Ulm der »Schwarze Tod« erneut aus. Bis zu ihrem Abflauen Ende 1635 erlagen der Pest, wie Joseph Furttenbach d. Ä. (1591-1667) in seiner seit 1620 geführten Chronik schreibt, 5.000 Ulmer Bürger und fast doppelt so viele Bauern aus dem Umland sowie Flüchtlinge aus weiter entfernten Gegenden. Insgesamt stellte dies bereits die dritte Pestwelle im 17. Jahrhundert dar (siehe S. 108f.).

Formen der Pest

Die Krankheit tritt, entsprechend den Übertragungsformen und dem Verlauf, in unterschiedlichen Ausprägungen auf. Die häufigste Form der Pest ist die Beulenpest (Bubonen-Pest), die durch Bisse des Rattenflohs übertragbar ist. Erreger der Pest ist das Bakterium Yersinia pestis, benannt nach dem Schweizer Pasteurschüler Alexandre Yersin. Nach einer Inkubationszeit von vier bis sechs Tagen äußert sich die Krankheit in Fieber, Kopf- und Gliederschmerzen, Benommenheit und schwerem Krankheitsgefühl. Die Erreger der Beulenpest dringen in die regionären Lymphknoten ein, was zu einer Lymphknotenentzündung mit stark schmerzhaften Schwellungen, die bis zu zehn Zentimeter groß werden, und blutig-eitriger Einschmelzungen führt. Brechen die Beulen auf oder öffnet man sie, ist eine Heilung möglich. Jedoch ist bei über 50 Prozent der Fälle der Verlauf der Krankheit tödlich, da die Erreger in die Blutbahn eintreten und sich eine Lungenentzündung (Sekundäre Lungenpest, auch »Schwarzer Tod« genannt) entwickelt.
Eine weitere Form der Pest ist die Lungenpest (Pest-Pneumonie), welche durch Tröpfcheninfektion hervorgerufen wird. Nach einer nur sehr kurzen Inkubationszeit von ein bis zwei Tagen nimmt die Lungenpest einen heftigen Verlauf mit Husten, schwarz-blutigem Auswurf, Atemnot und Zyanose (bläulicher Verfärbung der Haut). In nur wenigen Tagen führt sie durch Lungenödem und Kreislaufkollaps zum Tod. Die Pest-Sepsis tritt nicht nur als Komplikation der Beulen- und Lungenpest, sondern auch in primärer Form ohne andere Symptome auf. Bei dieser Form der Pesterkrankung ist eine milde Verlaufsform möglich und das Überleben der Krankheit verleiht eine lang anhaltende Immunität.

Präventionsmaßnahmen gegen Seuchen

Ein ausgeklügeltes System von Vorsorgemaßnahmen schränkte ab Mitte des 17. Jahrhunderts einen weiteren Ausbruch von gefährlichen Seuchen ein. Diese städtischen Prä-

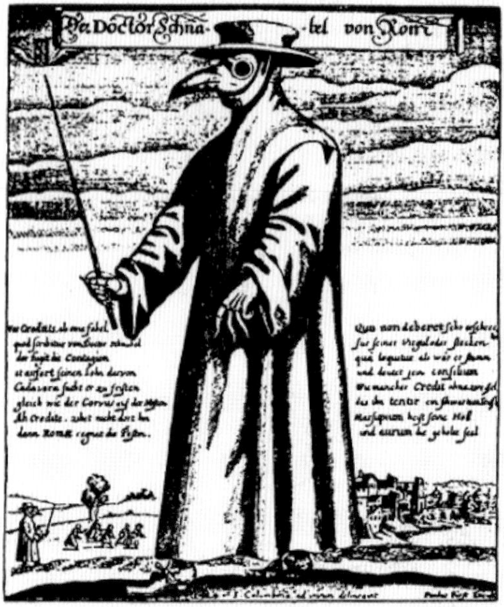

Abb. 71: Pestarzt

ventionsmaßnahmen basierten auf der Annahme, Krankheiten würden durch zwischenmenschlichen Kontakt und schlechte Miasmen verbreitet: Erkrankte Personen verbrachte man daher in ein spezielles Brechenhaus, das »Lazaretto« (siehe S. 108). Die Angehörigen eines oder einer Pestkranken durften, auch wenn sie nicht von der Seuche befallen waren, vierzehn Tage das Haus nicht verlassen – bis auf eine Person, die zur Versorgung der Familie unentbehrlich war. »Einbieter sorgten dafür, dass der Kontakt zwischen Gesunden und Kranken unterblieb.«[55]

Menschenansammlungen wurden bei Strafe untersagt, selbst Gottesdienste mussten entfallen. Händler und Kaufleute aus anderen Städten, in denen die Pest wütete, wurden nicht in die Stadt gelassen. Jeder Zugereiste musste bestätigen, dass er gesund ist. Schweine durften in Pestzeiten nur noch zwischen elf und zwölf Uhr frei auf die Gasse getrieben und mussten im Haus statt draußen gefüttert werden. Mist und Unrat mussten von der Straße gefegt, Stroh und Asche durften nicht auf die Straße geschüttet werden. Ebenso war es verboten, Abwässer und Nachttöpfe in die Gassen zu leeren. Zusätzlich sollten zweimal täglich die Rinnen vor den Häusern mit Wasser durchgespült werden. Auch das Blut von

Aderlässen durfte nicht in das »haimlich gemach«, sondern nur in der Blau oder Donau entsorgt werden. Badehäuser waren nur noch für Einheimische zugänglich.

Schon ab 1528 war ein Stab als Erkennungszeichen der Pestkranken vorgeschrieben. Pestbrille und Ledermaske – erstmals in Paris 1619 vorgeschrieben – sollten vor Ansteckung schützen. Die Brille aus Furcht, allein der Blick eines Pestkranken könne anstecken, die Schnabelmaske mit wohlriechenden Kräutern, um die Miasmen auszusperren, und glatte Lederbekleidung zur Abwehr der Pestgifte.

Pestkarren durften die Verstorbenen zunächst nur nachts auf die Friedhöfe befördern, um nicht die Angst zu schüren. Später fanden die Transporte bei Tag und bei Nacht statt.

Die Ulmer Pestfriedhöfe des 17. Jahrhunderts lagen hinter dem im Zweiten Weltkrieg zerstörten Brechenhaus in der Niederländerhofstraße sowie im Bereich der heutigen Friedrichsau – donauabwärts, also relativ weit weg von der Stadt.

Die Medizin in Ulm im 18. Jahrhundert

Die Medizin durchlief im 18. Jahrhundert eine Periode der Konsolidierung und Systematisierung. Trotz beachtenswerter klinischer Leistungen und bedeutenden wissenschaftlichen Entwicklungen, trotz neuer Gesundheits- und Krankheitskonzepte lebte in der praktischen Medizin durch das gesamte 18. Jahrhundert noch die alte Humoralpathologie (siehe S. 24-27), wenngleich in neuen und vielfältigen Erscheinungsbildern, fort.

In Ulm überwachten, reglementierten und koordinierten die Stadtärzte weiterhin die professionelle Vielfalt im Bereich der Heilberufe. Ein differenziertes Verordnungswesen regelte insbesondere die Tätigkeit der untergeordneten Medizinalprofessionen, wie Apotheker, Chirurgen, Bruchschneider, Starstecher, Hebammen sowie der fahrenden Medizinalhändler. Die medizinische Versorgung des Großteils der Bevölkerung lag in den Händen der Chirurgen und Wundärzte.

Die Situation im Spital zeigte im 18. Jahrhundert keine wesentlichen Veränderungen gegenüber früheren Zeiten. Dies gilt sowohl für die Zusammensetzung der Spitalklientel als auch für die ärztliche Betreuung der Pfründner und armen Kranken. 1736 zählte man beispielsweise 295 Insassen, davon 111 alte Bürger als Pfründner und zwölf straffällig gewordene Personen. In der »Dürftigen Stube« gab es 54 Betten für Kranke. Sie wurden von zwei Schwestern und zwei Ärzten aus dem Collegium Medicum, die regelmäßig Besuche machten und auch in Notfällen kamen, betreut.

Die Neuordnung Europas durch Napoleon hatte auch Auswirkungen auf die Organisation des Medizinalwesens in Ulm. 1802 verlor die Stadt ihre Unabhängigkeit und wurde in das Kurfürstentum Bayern eingegliedert. Das Ulmer Collegium Medicum war von diesen Reformen zunächst nicht betroffen. Johann David Villforth unterzeichnete noch am 24. März 1804 einen Inspektions- und Sektionsbericht, weiterhin mit Senior Collegii Medici.[56] Mit dem Aufstieg Bayerns zum Königreich im Jahre 1806 endete die Institution des Collegium Medicum aber definitiv. Die Ärzte wurden vom bayerischen Staat als Stadtärzte übernommen.

1810 gelangte Ulm nach Württemberg. Das Gesundheitswesen unterstand fortan dem Königlichen Medicinal Departement.

Die Bundesfestung medizinisch betrachtet

Zusammen mit Mainz, Landau, Luxemburg und Rastatt wurde Ulm Mitte des 19. Jahrhunderts zu einer vom Deutschen Bund finanzierten Festung ausgebaut. Die zwischen 1842 und 1859 errichteten Festungswerke bildeten die zentrale süddeutsche Verteidigungsanlage des Deutschen Bundes.

30 31 33

Entscheidend für die Standortwahl Ulms war, dass sich die Stadt in den napoleonischen Kriegen (1794-1815) als strategisch bedeutsam erwiesen hatte und hier ein befürch-

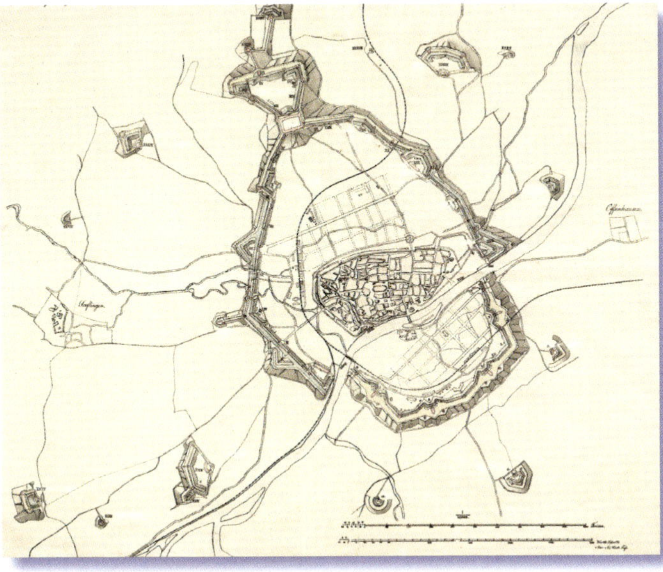

Abb. 72: Plan der Bundesfestung

teter französischer Vorstoß von der oberen Donau aufgehalten werden sollte.

Die Leitung der Bauarbeiten übertrug man auf der Ulmer Seite dem preußischen Major Freiherr Moritz Karl Ernst von Prittwitz und Gaffron, nach dem heute noch die Prittwitzstraße am Michelsberg benannt ist. Auf bayerischer Seite trug Major Theodor Ritter von Hildenbrandt die Verantwortung für den Bau. Geplant war mit der Bundesfestung ein Polygon für 100.000 Soldaten. Die Entstehungskosten bemaßen sich auf 16 ½ Millionen Gulden.[57]

Der Festungsbau hatte – neben dem Ausbau des Münsters und dem Anschluss an die Eisenbahn – weitreichende Auswirkungen auf das wirtschaftliche und soziale Leben und auch auf die medizinische Versorgung der Stadt. Die Einwohnerzahl Ulms stieg zwischen 1842 und 1849 von 17.000 auf 22.000 Menschen. Auf der rechten Donauseite wurde der Ausbau von Neu-Ulm zur Stadt forciert.

Durchschnittlich waren 3.500, teilweise sogar bis zu 10.000 Festungs- und Bahnarbeiter in Ulm und Neu-Ulm beschäftigt. Das Rückgrat der Festungsarbeiter bildeten Maurer aus Tirol. Die Zahl der Ulmer Brauereien stieg von 17 auf 40, auf den Baustellen entstanden Schanzerwirtschaften und Marketenderhütten, in der Stadt zählte man mehr als 400 Gastwirtschaften. Konflikte mit der ortsansässigen Bevölkerung blieben dabei nicht aus. Um 1850 etwa berichtete die Ulmer Schnellpost von wiederholten Raubüberfällen durch Schanzarbeiter. Auch wurde beklagt, dass viele Arbeiter durch die in Neu-Ulm neu entstandene Lotterie um ihren Lohn geprellt wurden.

Kranken- und Sozialfürsorge

Für die Festungsarbeiter wurde unter Prittwitz ein »Kranken- und Unterstützungsfond« eingerichtet, der den Arbeitern eine medizinische Betreuung garantierte und im Todesfall die Versorgung ihrer Angehörigen sicherte. Tatsächlich blieben Unfälle nicht aus: So wurden im August 1844 beim Einsturz eines »gedeckten Grabens« am Michelsberg drei Arbeiter verschüttet, einem wurden die Beine zerschmettert. Im selben Jahr berichtete die Ulmer Schnellpost vom Tod eines schwer verletzten Maurers aus Tirol, dem infolge eines Unfalls beim Schanzen ein Bein amputiert werden musste (siehe Kapitel »Die Adlerbastei und der ›Schneider von Ulm‹«, S. 60-63).

Gesundheitliche und hygienische Verhältnisse in der Festung

Die Festungsanlagen galten bereits kurz nach ihrer Fertigstellung als veraltet. Auch die hygienischen und sanitären Verhältnisse in der Festungsanlage waren unzureichend. So

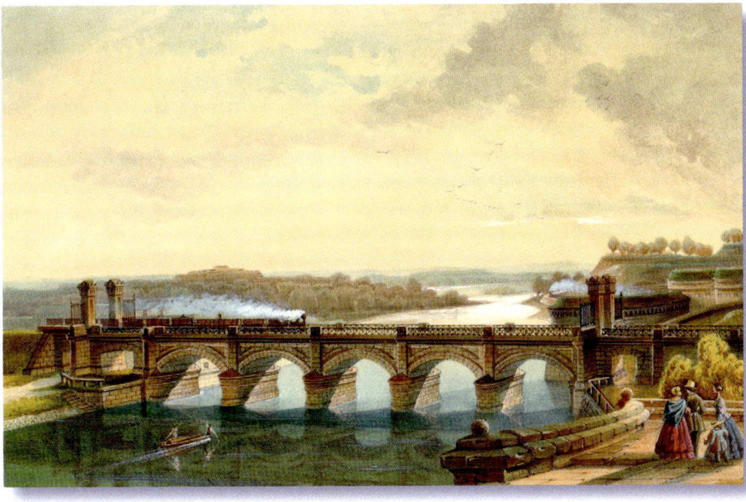

Abb. 73: Eisenbahnbrücke über die Donau mit Festungsbauten auf Ulmer und Neu-Ulmer Seite

heißt es im Bericht eines besorgten Soldatenvaters in Ulm aus dem Jahre 1859:

»Beim Eintritt in den Kasernenhof stellte sich mir ein soldatisches Zerrbild in abgetragener, beschmutzter Uniform als mein Sohn vor [...] : Haben wir, die Eltern, unsere Kinder erzogen, daß ihr Lager, bezogen auf den Schlafsaal für 50 Soldaten, ähnlich sein soll denen der Vierfüßer?«[58]

Als Reaktion auf diese Verhältnisse begann das württembergische Kriegsministerium in den 1860er Jahren mit dem Bau von so genannten »Friedenskasernen«[59] und Krankenhäusern. Bis 1866 stellte man das »Friedensspital« auf dem Gaisenberg als Grundstock der späteren Universitätskliniken am Michelsberg fertig, etwa zur gleichen Zeit vollendete man das Neu-Ulmer Pendant in der Nähe des Memminger Tores.

Die dadurch beabsichtige bessere medizinische Versorgung der Soldaten konnte jedoch nicht verhindern, dass 1881 in der »Deutschhauskaserne« eine Typhus-Epidemie ausbrach. Dort waren in einem Schlafsaal oberhalb einer Latrine 60 Soldaten untergebracht:

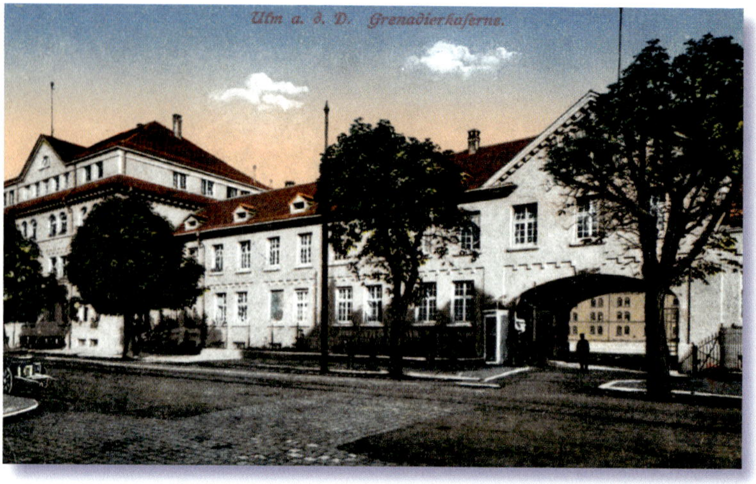

Abb. 74: Die Grenadierkaserne (Karlskaserne), nördlich der Karlstraße (heute Gold Ochsen), war eine der sog. Friedenskasernen

»Die Wände waren feucht und verschimmelt, der Keller der Kaserne stand ständig unter Wasser. Die Unterbringung der Soldaten war offensichtlich mangelhaft, die ärztliche Versorgung stand dem in nichts nach: Den Typhuskranken wurde verdünnte Salzsäure zu trinken gegeben. Gegen das Fieber wurden kalte Bäder verschrieben, und falls einer der Patienten in Ohnmacht fiel, bekam dieser Rotwein eingeflößt.«[60]

Gefangenlager, Konzentrationslager, Flüchtlingslager: Die Bundesfestung im 20. Jahrhundert

Die Festungsteile am Oberen Kuhberg dienten von November 1933 bis Juli 1935 als »Schutzhaftlager des Gaus Württemberg-Hohenzollern« und lösten das Konzentrationslager am Heuberg in Stetten am Kalten Markt ab. Zwischen 1933 und

1935 waren hier 600 Menschen eingesperrt, neben einigen katholischen und evangelischen Geistlichen vorwiegend Kommunisten und Sozialdemokraten. Der bekannteste Häftling war Dr. Kurt Schumacher, der nach der Auflösung des Lagers zusammen mit dreißig anderen Gefangenen in das KZ Dachau verlegt wurde. Seit 1985 ist in Teilen des Forts Oberer Kuhberg eine Gedenkstätte eingerichtet.

Während des Zweiten Weltkriegs dienten Teile der Bundesfestung als Produktionsstätten für Rüstungsbetriebe, u.a. verlagerte die Firma Telefunken ihr Röhrenwerk in 300 Güterwagen und zwei Personenzügen aus dem polnischen Lodz 1944 nach Ulm. Mit dem Transport kamen auch etwa 1.400 polnische Zwangsarbeiter und Arbeiterinnen in die Stadt.

Bei Unternehmen wie den Wieland-Werken, der Klöckner-Humboldt-Deuz-AG (Werk Magirus) und dem Omnibushersteller Kässbohrer sowie in der örtlichen Landwirtschaft waren während des Zweiten Weltkriegs schätzungsweise 15.000 Arbeiter und Arbeiterinnen zwangsverpflichtet. In der Zeit nach dem Zweiten Weltkrieg diente vor allem die Wilhelmsburg auf dem Michelsberg als Flüchtlingslager. »Mehr als 250.000 Flüchtlinge und 200.000 ehemalige Wehrmachtsoldaten durchliefen zwischen 1945 und 1952 das ›Staatliche Durchgangslager für Flüchtlinge und Kriegsheimkehrer‹ auf dem Kienlesberg.«[61]

Neben deutschstämmigen Heimatvertriebenen lebten auch einige Tausend *Displaced Persons* (DPs) aus der Ukraine, Polen und den baltischen Staaten in den Ulmer Flüchtlingslagern in der Oberen Donaubastion sowie in verschiedenen Kasernen.

Seit den 1950er Jahren ließen sich vermehrt gewerbliche Firmen in den Festungsbauten nieder, daneben bestanden bis in die 1960er Jahre Notquartiere für ausgebombte oder sozial schwache Familien.

Diese »boten einen fürchterlichen Anblick. Die Stadtverwaltung Ulms monierte noch in den 1960er Jahren die hygienischen Verhältnisse beim Fort Albeck, denn das Abwasser wurde direkt in die Festungsgräben entsorgt. Noch aus dem Jahre 1967 ist eine Unterhaltung belegt, die heute unvorstellbar ist: ›Du sollst wissen‹, sagte Walter Röhrl vom Jugendamt zum Ulmer Amtsrichter Klaus Beer, ›was sich in den Notquartieren abspielt, [ist] oft die volle Verwahrlosung und im Fort Albeck haben schon die kleinen Kinder Lungentuberkulose.‹«[62]

Schlusswort zum Ende des Rundgangs

Wer sich in der Medizingeschichte ein wenig auskennt, weiß, dass Medizin und Krankheit eine unleugbare Wirkung auf die Geschichte und das ärztliche Verhalten in einer Periode haben und als Spiegelbild der gesamten Kultur dieser Periode angesehen werden können.

Wir leben oft in der falschen Auffassung, dass in der Medizin jeder gute Gedanke und jede nützliche Methode erst gestern gefunden wurde, und dass die wichtigsten Probleme bald gelöst werden können. In der historischen Perspektive verliert die Heilkunde diese Eigenschaften, sie bleibt verwickelt und faszinierend, doch sie wird zu einem verständlichen Phänomen.

Nur diejenigen, die dem allmählichen und mühsamen Wachsen der ärztlichen Kunst und Wissenschaft gefolgt sind, nur diejenigen, die wissen, wie viel geleistet wurde und wie viel noch zu tun bleibt, nur diejenigen, die wissen, wie viele Jahrhunderte, ja Jahrtausende notwendig waren, ein Wissen aufzubauen, das heute als selbstverständlich angenommen wird, können die Wissenschaft in ihrer Wirklichkeit erkennen.

Der kleine Rundgang durch die Geschichte der Medizin in Ulm möge dazu beitragen.

Eckdaten zur Stadtgeschichte

Mittelalter

Ab 5. Jh. Alamannische Besiedlung nachweisbar: u. a.: Reihengräberfeld am Kienlesberg (5.-7. Jh., 1857 bei der Bahnhofserweiterung entdeckt), Gräberfeld in der Keltergasse
7. Jh. Älteste Siedlungsspuren auf dem Weinhof
854 Erste urkundliche Erwähnung der Ulmer Pfalz, die neben Bodman zu den wichtigsten Pfalzen im süddeutschen Raum zählt. Nördlich und östlich der Pfalz entwickelt sich in der Folgezeit eine Marktsiedlung
1060 Erste Erwähnung der Ulmer Münzprägung
1131/1134 Der Welfenherzog Heinrich der Stolze von Bayern zerstört die Pfalz und die Vorstädte
Ab 1140 Wiederaufbau von Pfalz und Siedlung Ulms durch die Staufer; in der Folgezeit entsteht die staufische Stadt
1152 Erster Hoftag Friedrich Barbarossas in Ulm. Barbarossa ist insgesamt 13-mal in Ulm zu Gast
1164 Ulmer Fernhändler auf dem Markt in Enns erstmals erwähnt
1183 Augustinerchorherrenstift auf dem Michelsberg gegründet
1229 Gründung des Franziskanerklosters
1240 Erstmalige schriftliche Erwähnung des Heilig-Geist-Spitals
1258 Schwestern der Heiligen Elisabeth am Gries bei Ulm ziehen nach Söflingen, wo sie als Klarissen ihr Klosterleben weiterführen
1274 Ulm erhält das Esslinger Stadtrecht
1281 Gründung des Dominikanerklosters
Ab 1316 Das Ulmer Stadtgebiet wird von 16 auf rund 66 ha um das Vierfache erweitert.

1345 Kleiner Schwörbrief
1366 Tod des Mystikers Heinrich Seuse (Henricus Suso) im Ulmer Dominikanerkloster
1376 Gründung des Schwäbischen Städtebundes
1376 Erfolglose Belagerung der Stadt durch Kaiser Karl IV.
1377 Beginn des Münsterbaus. Im Verlauf der Bautätigkeiten kommen zahlreiche Künstler in die Stadt
1397 Großer Schwörbrief: Mehrheit der Zünfte im großen und kleinen Rat
Um 1400 Ulm hat ca. 10.000 Einwohner
1446 Ulm erwirbt alle Besitzungen und Rechte des Klosters Reichenau an Pfarrkirche und Spital
1488 Ulm tritt dem Schwäbischen Bund bei, der Ende des 15. Jh. auf Drängen Kaiser Friedrich III. zustande gekommen ist
1516 Der Münsterpfarrer Ulrich Krafft vermacht seine Bibliothek der Stadt; Anfänge der späteren Ulmer Stadtbibliothek
1530 Abstimmung der Bürgerschaft: Einführung der Reformation
1531 Bilderentfernung; Beitritt zum Schmalkaldischen Bund
1543 Einstellung der Bauarbeiten am Münster; nachlassende Wirtschaftskraft der Reichsstadt
1546–48 Ulm schließt im Schmalkaldischen Krieg einen Separatfrieden mit Kaiser Karl V.
1548 Aufhebung des Großen Schwörbriefs durch Karl V., gleichzeitig Augsburger Interim
1552 Erblicher Adel für 17 Ulmer Patrizierfamilien

17./18. Jahrhundert

1605–21 Ausbau der Befestigungsanlagen (Gideon Bacher, Valckenburg)
1609 Ulm ist Mitglied der Protestantischen Union

1635 Ausbruch der Pest in Ulm während des Dreißigjährigen Krieges (16.000 Flüchtlinge, ca. 15.000 Tote)
1702-04 Ulm wird im Spanischen Erbfolgekrieg von bayerisch-französischen Truppen besetzt

19. Jahrhundert

1802 Ende der reichsstädtischen Zeit, Übergang an Bayern
1810 Ulm wird württembergisch: Die Donau bildet die Grenze zu Bayern
1811 Missglückter Flugversuch Albrecht Ludwig Berblingers
1816/17 Missernten lösten Hungersnot aus
1818 Ulm wird Sitz der Kreisregierung für den Donaukreis
Mitte 19. Jh. Allmählicher wirtschaftlicher Aufschwung Ulms
1842-1859 Bau der Bundesfestung
Ab 1844 Wiederaufnahme der Bauarbeiten am Münster
1850 Anschluss an die Eisenbahn
1873 Inbetriebnahme der zentralen Wasserversorgung
1879 Geburt Albert Einsteins in Ulm
1890 Vollendung des Münsters (Höhe des Westturms: 161,53 m)

20./21. Jahrhundert

1933 Oberbürgermeister Dr. Schwamberger wird von den Nationalsozialisten seines Amtes enthoben
1938 Brand der Ulmer Synagoge (an der Stelle der heutigen Sparkassen-Hauptstelle) in der Reichspogromnacht
1944 Bombenangriff der Alliierten am 17.12.: Mehr als 80% der Altstadt zerstört

1960 Ingenieursschule gegründet, ab 1972 Fachhochschule Ulm (FHU), ab 2006 Hochschule Ulm (Technik, Informatik und Medien)
1967 Gründung der Universität
1971–75 Stadterweiterung auf 12.000 ha (Gemeindereform)
1987 Gründung der Wissenschaftsstadt auf dem Eselsberg
Ab 1990 Neue städtebauliche Akzente in der Stadtmitte (Stadthaus, Stadtbibliothek, »Neue Mitte«, Sammlung Weishaupt)
2004 Fertigstellung der neuen Zentralbibliothek in der Vestgasse; Architekt der 35m hohen Glaspyramide war Gottfried Böhm
2012 Einweihung der neuen Synagoge auf dem Weinhof
2012–2021 Neubau der DB-Hochgeschwindigkeitsstrecke Wendlingen–Ulm als Teil des Bahnprojektes Stuttgart–Ulm

Fußnoten

1 Exemplar in der Stadtbibliothek Ulm; Gockel, Eberhard: *Eine curiöse Beschreibung deß An. 1694, 95 und 96 durch das Silberglett versüßten sauren Weins und der dadurch entstandenen neuen und vormahls unerhörten Wein-Kranckheit usw.* Ulm: Kühn 1697.
2 Sperlich (1995, S. 390).
3 Eisinger (1982, S. 279-302).
4 Grob (2007, S. 33ff.).
5 Die Blätter des im arabisch-afrikanischen Raum beheimateten Sennesstrauchs *(Senna alexandrina)* werden als mildes Abführmittel verwendet.
6 Getrocknete Wurzelknollen der *Jalape (Ipomea purga)*, eines im südlichen Mexiko und in Mittelamerika beheimateten Windengewächses, wurden früher ebenfalls als Mittel gegen Verstopfung verwandt. Als Nebenwirkung stellten sich allerdings oft krampfartige Schmerzen ein.
7 Stadtarchiv Ulm, A 3530, Bd. 17, fol. 42r, Ratsprotokoll vom 2. Feb. 1543.
8 Heute Bergama in der türkischen Ägäis-Region.
9 Lateinisches Original: *Anno domini MCCCLXXVIII [1378] kal marcii donatum est hoc altare in honore sancte trinitatis sancte anne et omnium martirum in remedium animarum Johanis doctoris puerum in ulma heinrici physici ibidem et cunradi doctoris puerum in rotwile fratrum dictorum rayser de rudlingen suorumque progenitorum et uxorum.*
10 Heute Antakya im türkischen Hatay-Gebiet an der syrischen Grenze.
11 Dietrich (2005, S. 226).
12 In der heutigen südwestlichen Türkei gelegen.
13 Faksimile-Ausgabe in der Stadtbibliothek Ulm nach dem Exemplar der Bibliothek Schäfer, Schweinfurt. Ludwigsburg 1992.
14 Steinhövel, Heinrich: *Meister Constantini Buch.* Der Entwurf des Ulmer Stadtarztes zu einem Arzneibuch, eine Handschrift der Stadtbibliothek Ulm,

herausgegeben und kommentiert von Anneliese Seiz-Hauser. Veröffentlichung der Stadtbibliothek Ulm, Band 10. Anton H. Konrad Verlag, Weißenhorn 1989.

15 Ungericht (1980, S. 225).

16 Wanner (1998, S. 20).

17 Die verschiedenen Formen der vorindustriellen Getreidezubereitung, insbesondere die verschiedenen Mahlverfahren – von Reibstein und Läuferstein bis zur wind- und wassergetriebenen Drehmühle – werden sehr anschaulich im Ulmer *Museum der Brotkultur* dargestellt, das seit 1992 seinen Platz im Salzstadel, einem reichsstädtischen Speicherbau aus dem 16. Jahrhundert nördlich des Münsters gefunden hat.

18 Es ließen sich 17 männliche und 11 weibliche Skelette identifizieren, bei neun Individuen war das Geschlecht nicht mehr feststellbar.

19 73 männliche, 106 weibliche und 41 Skelette nicht identifizierbaren Geschlechts.

20 Stadtarchiv Ulm, A 3530, Bd. 120, Nr. 120, fol. 291, Ratsprotokoll vom 12. Dez. 1670.

21 Stadtarchiv Ulm, A 3531, Bd. 8, fol. 147v.

22 Wankmüller (1956, Bd. 3, S. 39-42).

23 Grob (2007, S. 78ff.).

24 Wankmüller (1994, Bd. 18, S. 97ff.).

25 Schwenk (1936, S. 54).

26 Wankmüller (1955, Bd 3, S. 6ff.).

27 Eine erneute Überarbeitung dieser Ordnung erfolgte 1607, 1685 und 1706.

28 Grob (2007, S. 80).

29 Hofmann (2000, S. 19-22).

30 Specker und Wortmann (1977; S. 128-129).

31 Titel der Dissertation: *Beiträge zur Kunde des Jura- und Süßwasser-Kalkes, insbesondere der jüngsten Süßwasserkreide*. Ulm 1839.

32 Zum Grabmal des Johannes Palm vgl. auch Ungericht (1980, S. 49).

33 Groß (1999, S. 249).

34 Das Wort Amalgam stammt vom Griechischen malakòs = weich«, a-malakos bezeichnet dementsprechend das »Nicht-Erweichende«. Nach anderer Etymologie ist

der Ursprung im Arabischen »al-malagma« = erweichende Salbe zu suchen. Ein Amalgam bezeichnet eine Quecksilberlegierung.

35 Eckart (2009, S. 84).

36 Siehe komprimiert zur Ulmer Hospitalgeschichte: Stefan Lang, *Vom Ulmer Heilig-Geist-Spital zur Hospitalstiftung. 770 Jahre Hospitalstiftung Ulm (1240–2010), Ulm 2010.* Zum mittelalterlichen Spital immer noch grundlegend: Johannes Greiner, *Geschichte des Ulmer Spitals im Mittelalter*, Württembergische Vierteljahrshefte für Landesgeschichte 16 (1907), S. 78-156. Vgl. weiter in Auswahl: Ludwig Josef Rinnab, *Die Entwicklung des Ulmer Krankenhauswesens und der Behandlungsmöglichkeiten von 1810 bis 1918 unter besonderer Berücksichtigung der Chirurgie*, Ulm 2000. Annemarie Kinzelbach, *Krankheit, Gesundheit und frühneuzeitliche Gesellschaft in städtischem Umfeld. Die Reichsstädte Überlingen und Ulm*, Heidelberg 1994; Heinz Muschel, *Das Spital der Reichen Siechen zu St. Katharina in Ulm: eine rechtsgeschichtliche Untersuchung zur Inkorporation von Wohlfahrtsanstalten durch die Reichsstadt im ausgehenden Mittelalter*. Forschungen zur Geschichte der Stadt Ulm, Bd. 5, Ulm 1965.

37 Hauptstaatsarchiv Stuttgart H 51 U 74.

38 Johann Herkules Haid, Ulm mit seinem Gebiete, Ulm 1786, S. 122-129.

39 Johann Daniel Georg von Memminger, Beschreibung des Oberamts Ulm, Stuttgart 1836, S. 103 ff.

40 Vergleiche die Wangenbüsten auf der Evangelienseite des Chorgestühls im Ulmer Münster.

41 Padua war auch die Wirkungsstätte des ursprünglich aus Flandern stammenden Andreas Vesalius (eigentlich Andreas Witinck, 1514-1564), des wohl berühmtesten Anatomen der Renaissance und der frühen Neuzeit.

42 Seiz (1974, S. 16-17).

43 Seiz (1974, S. 18).

44 Gemeint: »engelsgleich«.

45 Bei der Bürglensmühle nahe dem Gögglinger Tor – heute Deutschhausgasse 25.

46 Die Hausnummern entsprechen der Numerierung der napoleonischen Zeit.

47 Unter einem »ganzen Wasser« verstand man, wenn aus dem betreffenden Rohrbrunnen in einer Stunde 360 Ulmische Maß ausflossen. Einer Ulmer Maß entsprachen 1,368 Liter.
48 Seiz (1992, S. 5).
49 Seiz (1992, S. 5).
50 Eyth (1997, S. 293).
51 Stadtarchiv Ulm, A [6554], fol. 10r-12r.
52 Ganz genau in den Jahren 1358/59, 1467, 1482, 1519, 1530, 1535/36, 1541/42, 1547/48, 1564, 1566, 1576/77, 1585-1587, 1594, 1605-1607 und 1634/35.
53 Beyer (2007, S. 3).
54 Fischer (1896).
55 Ulmer Monatsblatt, Januar 1636.
56 Stadtarchiv Ulm, A [3185].
57 Das entspricht nach heutiger Kaufkraft mehr als 800 Millionen Euro.
58 Lemke (1990, S. 603).
59 So z. B. 1863 die Karlskaserne in Ulm, 1862 die Maximilianskaserne in Neu-Ulm (auch »Zwölferkaserne« genannt).
60 Palaoro (2009, S. 22) mit Bezug auf Lemke (1990, S. 609-610).
61 Palaoro (2009, S. 66).
62 Palaoro (2009, S. 10).

Literaturverzeichnis

Adams, Myrah: *Die Würde des Menschen ist unantastbar. Das KZ Oberer Kuhberg in Ulm 1933–1935*. Katalog zur Ausstellung, Ulm 2002.

Anglicus, Bortholomaeus: *De proprietatibus rerum*. Unveröffentlichtes Manuskript (15. Jahrhundert). Paris: Bibliotheque nationale.

Arbeitskreis Geschichte, Zentrum für allgemeine wissenschaftliche Weiterbildung (ZAWIW) der Universität Ulm (Hrsg.): *Von Ulm auf der Schachtel die Donau hinunter. Der lange Weg der Donauschwaben in die Siedlungsgebiete in Südosteuropa*. Ulm 2000 [4. Aufl.].

Baumhauer, Hermann: *Das Ulmer Münster*. Stuttgart, Aalen 1977.

Bernhard, Gertraud; Specker, Hans E.; Winckelmann, Hans-J.: *Das Hebammenwesen der Stadt Ulm von 1491 bis Ende der Reichsstadtzeit*. Deutsche Hebammenzeitschrift, 38. Jahrgang, Heft 9, 1986, S. 257-261.

Beyer, Bernhard: *Der niederrheinische Pesttraktat »Regimen de epidemia« des Broder Peter van Hemerden aus dem Jahre 1490, Teil II: Wörterbuch*. Diss. Med. Würzburg 2007.

Bock, Hieronymus: *Das Kreütter Buch, Darinn Underscheidt, Namen vnnd Würckung der Kreutter, Stauden, Hecken vnnd Beumen, sampt jhren Früchten, so inn Deutschen Landen wachsen Durch H. Hieronymum Bock auss langwiriger und gewisser erfarung beschrieben*. Straßburg 1539 [1. Aufl.].

Brunfels, Otho: *Herbarum vivae eicones*. 3 Bände. Straßburg 1530-1536.

Burger, Matthias: *Bundesfestung Ulm. Deutschlands größtes Festungs-Ensemble*. Ulm 2006.

Burger, Matthias; Schäuffelen, Otmar: *Die Bundesfestung Ulm, ein Führer durch die Festungsanlagen*. Ulm 2002.

Burgmair, Wolfgang; Locher, Wolfgang: *Medizinhistorischer Stadtführer München. Von den Anfängen bis zur Gegenwart*. München 2008.

Dietrich, Wilhelm R.: *Arzt und Apotheker im Spiegel ihrer alten Patrone Kosmas und Damian.* Lindenberg 2005.
Eckart, Wolfgang U.: *Geschichte der Medizin.* Heidelberg 2009 [6. Aufl.].
Eisinger, Josef: *Lead and Wine-Eberhard Gockel and the Colica Pictonum.* In: Medical History Nr 26 (3), 1982, S. 279-302.
Endriß, Julius: *Das Ulmer Reformationsjahr 1531 in seinen entscheidenden Vorgängen.* Ulm 1931.
Erdel, Andreas; Specker, Hans E.; Winckelmann, Hans-J.: *Ansteckende Krankheiten in der Freien Reichsstadt Ulm.* In: Medizinische Welt Nr. 20, 1986, S. 668-671.
Erdel, Andreas; Specker, Hans E.; Winckelmann, Hans-J.: *Ulm und die Pest. Maßnahmen zur Verhütung der Pest in der Freien Reichsstadt Ulm im 17. und 18. Jahrhundert.* In: Apotheker-Journal Nr. 9, 1986, S. 94-97.
Eyth, Max: *Der Schneider von Ulm. Geschichte eines zweihundert Jahre zu früh Geborenen.* Stuttgart 1906 [Neuauflage Bergisch-Gladbach 1997].
Fabri Felix: *Tractatus de Civitate Ulmensi, de eius origine, ordine, regimine, de civibus eius et statu.* Hrsg.: Karl G. Veesenmeyer. Tübingen 1899; Felix Fabri: *Tractatus de civitate Ulmensi.* Hrsg., übersetzt und kommentiert von Folker Reichert. Konstanz 2012.
Fischer, Sebastian: *Chronik, besonders von Ulmischen Sachen.* Hrsg.: Karl G. Veesenmeyer. Ulm 1896 [Original von 1550 in der Bayerischen Staatsbibliothek München].
Flüeler, Marianne und Niklaus (Hrsg.): *Stadtluft, Hirsebrei und Bettelmönch. Die Stadt um 1300.* Ausstellungskatalog. Stuttgart, Zürich 1992-1993.
Frank, Johann: *Gründliche Beschreibung der Krafft und Würckung deß in deß H. Reichs Stadt Ulm sich befindenden Grieß-Bades oder Gesund-Brunnens.* Ulm: Christian Ulrich Wagner 1709.
Frank, Johann: *Nachricht von dem in deß H. Reichs Stadt Ulm sich befindenden Hirsch-Bades.* Ulm: Christian Ulrich Wagner 1709.

Frank, Johann: *Nachricht von dem sehr berühmten und unweit Ulm gelegenen Gesundbad zu Oberthalfingen.* Ulm: Christian Ulrich Wagner 1709.
Fuchs, Leonhard: *Primi de stirpivm historia commentariorvm tomi uiuæ imagines, in exiguam angustioremq[ue] formam contractæ, ac quam fieri potest artificiosissime expressæ ...* Basel 1545.
Gebler, Caroline: *Die geburtshilflichen Journale des Dr. med. et chir. Johannes Palm (1794-1851) und des praktischen Arztes Carl G. M. Palm (1821-1878).* Diss. Med. Ulm 2008.
Gockel, Eberhard: *Eine curiöse Beschreibung deß An. 1694, 95 und 96 durch das Silberglett versüßten sauren Weins und der dadurch entstandenen neuen und vormahls unerhörten Wein-Kranckheit usw.* Ulm 1697.
Grob, Alexa: *Das Collegium Medicum zu Ulm.* Diss. Med. Ulm 2007.
Groß, Dominik: *Die Aufhebung des Wundarztberufs. Ursachen, Begleitumstände und Auswirkungen am Beispiel des Königreichs Württemberg* (1806-1918). Sudhoffs Archiv, Begleitheft Nr. 41. Stuttgart 1999 [Habil. Med. Würzburg 1998].
Haid, Johann H.: *Ulm mit seinem Gebiete.* Ulm 1786 [Nachdruck 1984].
Haid, Johann H.: *Oekonomische Abhandlungen für Schwaben und besonders für Ulm.* Ulm 1780.
Hofmann, Matthias: *Der Ulmer Stadtarzt Johannes Münsinger und seine verwandtschaftlichen Beziehungen.* In: Ulm und Oberschwaben, Band 51, 2000, S. 19-22.
Hutten, Ulrich von: *De Guajaci medicina et morbo gallico liber unus.* Mainz 1519.
Jankrifft, Kay P.: *Mit Gott und schwarzer Magie. Medizin im Mittelalter.* Darmstadt 2005.
Kaatz, Marianne: *Der Stadtphysikus.* Ulm 1995.
Kinzelbach, Annemarie: *Gesundbleiben, Krankwerden, Armsein in der frühneuzeitlichen Gesellschaft. Gesunde und Kranke in den Reichsstädten Überlingen und Ulm, 1500-1700.* Stuttgart 1995 [Diss. Phil. Heidelberg 1994].

Kurz, Eugen; Schwarz, Otto; Dörner, Heiner: *Der Schneider von Ulm. Fiktion und Wirklichkeit. Biographie, Flugtechnik, Bibliographie.* Ausstellungskatalog. Veröffentlichungen der Stadtbibliothek Ulm, Band. 7. Weißenhorn 1986.
Lang, Stefan: *Vom Ulmer Heilig-Geist-Spital zur Hospitalstiftung. 700 Jahre Hospitalstiftung Ulm 1240-2010.* Ulm 2010.
Lechner, Sylvester: *Das KZ Oberer Kuhberg und die NS-Zeit in der Region Ulm/Neu-Ulm.* Stuttgart 1988.
Lemke, Bernd: *Die Ulmer Garnison und ihre Bedeutung für das städtische Leben. In: Specker, Hans Eugen (Hrsg.): Ulm im 19. Jahrhundert. Aspekte aus dem Leben der Stadt.* Forschungen zur Geschichte der Stadt Ulm, Band 7. Ulm 1990, S. 586-641.
Leube, Gustav: *Beiträge zur Kunde des Jura- und Süßwasser-Kalkes, insbesondere der jüngsten Süßwasserkreide.* Ulm 1839.
Litz, Gudrun: Bekenntnis zur Reformation. In: Wettengel, Michael; Weig, Gebhard (Hrsg.): *StadtMenschen. 1150 Jahre Ulm: Die Stadt und ihre Menschen.* Ulm 2004, S. 81-102.
Loeffler, Emil von: *Geschichte der Festung Ulm.* Ulm 1881 [Nachdruck 1995].
Loeffler, Emil von: *Ulmische Gesundbrunnen und Bäder.* In: Ulmer Tagblatt, Sonntagsbeilage Nr. 20-23, 1894.
Palaoro, Simon: *Stadt und Festung. Eine kleine Geschichte der Bundesfestung Ulm.* Kleine Reihe des Stadtarchivs, Band 6. Ulm 2009.
Petershagen, Henning: *Schwörpflicht und Volksvergnügen. Ein Beitrag zur Verfassungswirklichkeit und städtischen Festkultur in Ulm.* Forschungen zur Geschichte der Stadt Ulm, Band 29. Stuttgart 1999.
Petershagen, Henning: *Ulm. Der Stadtführer.* Ulm 1996 [3. Aufl.].
Petershagen, Henning: *Ulms lebendige Wasser. Brunnengeschichte(n) aus sieben Jahrhunderten.* Kleine Reihe des Stadtarchivs Ulm, Band 1. Ulm 2003.

Pflüger, Hellmut: *Die Bundesfestung Ulm rechten Ufers.* Illertissen 1956.
Pflüger, Hellmut: *Plätze der Ulmer Altstadt; Kontinuität und Wandel städtebaulicher Traditionsinseln.* In: Ulmer Geographische Hefte, Band 9. Ulm 1994.
Rinnab, Ludwig J.: *Die Entwicklung des Ulmer Krankenhauswesens und der Behandlungsmöglichkeiten von 1810-1918 unter besonderer Berücksichtigung der Chirurgie.* Diss. Med. Ulm 2000.
Rösing, Friedrich W.: *Ulm und die soziale Schichtung im Mittelalter.* In: Flüeler, Marianne und Niklaus (Hrsg.): *Stadtluft, Hirsebrei und Bettelmönch. Die Stadt um 1300.* Ausstellungskatalog. Stuttgart, Zürich 1992-1993, S. 487-489.
Schäuffelen, Otmar: *Die Bundesfestung Ulm – Europas größte Festungsanlage.* Ulm 1980.
Schenk, Carl (Hrsg.): *Carl Reichard. Erinnerungen aus meinem Leben.* Ulm 1936.
Schmidt, Uwe: *Der Weg in die Moderne.* Hrsg.: Haus der Stadtgeschichte – Stadtarchiv Ulm. Ulm 2010.
Schmitt, Elmar; Silberberger, Adolf: *Das Ulmer Münster in Vergangenheit und Gegenwart.* Veröffentlichungen der Stadtbibliothek Ulm, Band 11. Ulm, Weißenhorn 1989.
Schultes, David A.: *Chronik von Ulm (Neu bearbeitet).* Ulm 1915.
Schulthess, Kathrin: *Himmelwärts. Das Ulmer Münster für Kinder, Jugendliche und Erwachsene.* Ulm 2005.
Schulthess, Kathrin: *Lilly Langohr – Die Fledermaus vom Ulmer Münster.* Ulm 2009.
Schulz, Ilse: *Verwehte Spuren. Frauen in der Stadtgeschichte.* Ulm 2005.
Schwaiger, Karl: *Geschichte der Löwenapotheke und Homöopathischen Central-Apotheke in Ulm.* In: Beiträge zur Württembergischen Apotheken Geschichte Nr. 2, 1954, S. 90-93.
Scultetus, Johannes: *Wundartzneyisches Zeughauß.* Ulm 1666, Faksimiledruck, Stuttgart 1974.

Seiz, Anneliese: *Johannes Scultetus und sein Werk, Biographie und Glossar.* Beiheft zu *Scultetus, Wundartzneyisches Zeughauß*, Faksimiledruck 1974.
Seiz, Anneliese: *Das Ulmer Blatter-Haus im Seelhaus im Gries: Ein Beitrag zur Geschichte des öffentlichen Gesundheitswesens in Ulm.* In: Ulm und Oberschwaben, Band 44, 1982, S. 366-371.
Seiz, Anneliese: *Vom mittelalterlichen Spital zum modernen Krankenhaus: Ein Beitrag zur Geschichte des kommunalen und des privaten Krankenhauswesens in Ulm vom Mittelalter bis zum Zweiten Weltkrieg.* In: Ulmer Stadtgeschichte, Heft 25, 1992.
Specker, Hans Eugen; Wortmann, Reinhard (Hrsg.): *600 Jahre Ulmer Münster – Festschrift.* Forschungen zur Geschichte der Stadt Ulm, Band 19. Ulm, Stuttgart 1977 [2. Aufl. 1984].
Sperlich, Heinz: *Die »Württemberische Weinprobe«.* In: Schwäbische Heimat Nr. 4/46, 1995, S. 390-393.
Stadelhofer, Carmen; Stephan, Margit (Hrsg.): *Nachkriegszeit in Ulm 1945-1949.* Schriften des Zentrums für Allgemeine Wissenschaftliche Weiterbildung (ZAWiW) der Universität Ulm. Steinheim 2005.
Steinhövel, Heinrich: *Buochlin der ordnung / wie sich der mensch halten sol / zu den zyten dieser grüselichen kranckheit* [Pestbüchlein]. Esslingen 1474, Nachdruck Ulm 1773.
Steinhöwel, Heinrich: *Maister-Constantini-Buch. Der Entwurf des Ulmer Stadtarztes Heinrich Steinhöwel zu einem Arzneibuch.* Hrsg. u. komm. von Anneliese Seiz-Hauser. Veröffentlichungen der Stadtbibliothek Ulm, Band 10. Weißenhorn 1989.
Ungericht, Hansmartin: *Der Alte Friedhof in Ulm. Bestattungsriten, Planungen und Grabmale.* Forschungen zur Geschichte der Stadt Ulm: Reihe Dokumentation, Band 3. Ulm 1980.
Wankmüller, Armin: *Die Ulmer Apothekenordnung von 1491*, Beiträge zur Württembergischen Apothekengeschichte, Band 3, Heft 1, Tübingen 1955, S. 6-24.

Wankmüller, Armin: *Die Ulmer Apotheker des 14. Jahrhunderts*, Beiträge zur Württembergischen Apothekengeschichte, Band 3, Heft 2, Tübingen 1956, S. 39-42.
Wankmüller, Armin: *Die Apothekerfamilie Villinger in Ulm, Besigheim und Großbottwar*, Beiträge zur Württembergischen Apothekengeschichte, Band 18, Heft 4, Tübingen 1994, S. 97-100
Wanner, Sibylle Karin: *Pathologische Befunde an Zähnen von hochmittelalterlichen Schädeln des Ulmer Barfüßerklosterfriedhofs in Relation zu Geschlecht, Alter und sozialer Stellung*. Diss. Med. dent., Ulm 1998.
Weinland, David F.: *Rulaman. Naturgeschichtliche Erzählung aus der Zeit des Höhlenmenschen und des Höhlenbären.* Leipzig: 1878.
Weig, Gebhard; Wettengel, Michael (Hrsg.): *StadtMenschen. 1150 Jahre Ulm: Die Stadt und ihre Menschen.* Ulm 2004.
Wetzig, Alexander; Stemshorn, Max: *Architekturführer Ulm – Neu-Ulm.* Ulm, Neu-Ulm 2003.
Widmann, Martin; Mörgeli, Christoph: *Bader und Wundarzt. Medizinisches Handwerk in vergangenen Tagen.* Zürich 1998.
Wohlmuth, Josef (Hrsg.): *Dekrete der ökumenischen Konzilien. Band 2: Konzilien des Mittelalters.* Paderborn u. a. 2000.
Wollaib, Marcus: *Paradysus Ulmensis* [...] Handschrift, Urspring 1714 (Stadtarchiv Ulm, G 1/1714).
Wortmann, Reinhard: *Das Ulmer Münster.* Große Bauten Europas, Band 4. Stuttgart 1972.
Weyermann, Albrecht: *Nachrichten aus Ulm von Gelehrten, Künstlern und anderen merkwürdigen Personen aus Ulm.* Ulm 1798.
Weyermann, Albrecht: *Neue historisch-biographisch-artistische Nachrichten von Gelehrten und Künstlern, auch alten und neuen adelichen und bürgerlichen Familien aus der vormaligen Reichsstadt Ulm.* Ulm 1829.
Zwey, Peter: *Die Donau – Hauptstraße Europas.* Revue der Europäischen Donau-Akademie. Ulm 2010.

Abbildungsnachweise

Stadtarchiv Ulm
Abb. 1, 2, 5, 17, 23, 27, 33, 35-39, 43-52, 57, 58, 63, 65, 66, 68, 69, 72-74

Helmuth Schlaiss
Abb. 4, 6, 8-15, 20-22, 24-26, 28-32, 34, 40-41, 53, 60, 64, 67

Ulmer Museum
Abb. 18, 42, 54,
55 (Bernd Kegler),
56 (Herdis Arlt)

Stadtbibliothek Ulm
Abb. 3, 16, 59, 61, 62
(Nadja Wollinsky und Monika Gunst, Stadtarchiv Ulm)

Botanischer Garten / Universität Ulm
Abb. 24 (Helmut Schlaiß)

Ulmer Südwest Presse, Redaktionsarchiv
Abb. 19 (Maria Müssig, 4.3.1991)

Bayerische Staatsbibliothek München
Abb. 70

Namensregister

Danksagung

Die Erstellung dieses Medizinhistorischen Stadtführers wäre ohne die bereitwillige Mitarbeit und Unterstützung einer ganzen Reihe von Personen nicht möglich gewesen. An erster Stelle ist Herr Dr. Gebhard Weig zu nennen, der mit seinen Anmerkungen wesentlich zum Entstehen des Führers beigetragen hat. Ebenfalls möchten sich die Autoren ganz herzlich bedanken bei Frau Nadja Wollinsky vom Stadtarchiv / Haus der Stadtgeschichte in Ulm für ihre mühevolle Suche nach medizinhistorischen Bildmaterialien, die entscheidend zur Illustration des vorliegenden Bandes beitrugen, bei Frau Dr. Eva Leistenschneider vom Ulmer Museum für die großzügige Überlassung der Reproduktion eines Gemäldes von Hans Denzel (1604: Junge Ulmer Patrizier werden während eines Trinkgelages von einem Wundarzt geschröpft) sowie des Instrumentenkastens des Dr. Julius Rössle, sowie bei Herrn Alexander Rosenstock als stellvertretendem Bibliotheksleiter und Herrn Bernhard Appenzeller für die Erlaubnis zur Reproduktion aus Beständen der Ulmer Stadtbibliothek.

Weiterhin gilt unser Dank Frau Barbara Itschert-Wart von der traditionsreichen Mohenapotheke für die Möglichkeit zur Fotografie des Sprachbandes mit den ersten Apothekeninhabern, den Verantwortlichen vom Haus der Begegnung (ehemalige Dreifaltigkeitskirche in Ulm) für die Erlaubnis, den Grabstein des Johannes Stocker und das Wappen der Familie Stocker zu fotografieren, Frau Dr. Ilse Silberberger-Gottsberger und Herrn Prof. Dr. Gerhard Gottsberger vom Herbarium/Botanischen Garten der Universität Ulm für die Überlassung von Belegen aus dem Herbarium Weinland, Herrn Helmut Schlaiß aus Langenau für seine mehrmaligen Exkursionen durch das Ulmer Münster und die alten Viertel der Stadt und seine unermüdlichen Bemühungen, eine repräsentative Auswahl von Fotos vorlegen zu können, der Bayerischen Staatsbibliothek für die Reproduktion der Anfangsseite des Pestbüchleins von Heinrich Steinhövel (Esslingen 1474), dem Redaktionsarchiv der Südwest Presse Ulm für die freundliche Überlassung eines Fotos von den Ausgrabungsarbeiten auf dem Münsterplatz (1986-1992) und dem Ulmer Stadtbildpfleger Jörg Schmitz für die Bereitstellung eines historischen Plans der mittelalterlichen Innenstadt.

Unser besonderer Dank gilt auch Herrn Prof. Dr. Michael Wettengel für das Geleitwort zu diesem Band. Wir bedanken uns beim Haus der Stadtgeschichte – Stadtarchiv Ulm für die freundliche Unterstützung, Herrn Udo Vogt von der Süddeutschen Verlagsgesellschaft für die Übernahme des Bandes in das Programm des Jan Thorbecke Verlags und Herrn Rudi Rampf für die hervorragend gelungene neue grafische Gestaltung. Und nicht zuletzt sind wir der Sparkasse Ulm, der Firma ulrich medical (Ulm) und der Scultetus-Gesellschaft Ulm zu großem Dank verpflichtet, ohne deren finanzielle Unterstützung die nunmehr dritte Auflage des »Medizinhistorischen Streifzugs« nicht möglich gewesen wäre.

Postskriptum:

Mit jeder männlichen oder weiblichen Bezeichnung sind, auch wenn es eine andere geschlechtsspezifische Bezeichnung gibt, beide Bezeichnungen gleichberechtigt gemeint.

Legende Übersichtsplan

1 Weinhof – Schwörhaus
1a Stegbad
2 Steuerhaus – Synagoge
3 Ulmer Münster
4 Münsterplatz
4a Mohrenapotheke
5 Apotheke »in der Langen Gaß«, spätere Löwen-Apotheke
6 Engel-Apotheke in der Hafengasse 9
7 »Kron«-Apotheke – Stadtbibliothek – Theodor Pfizer-Platz
8 Die »Neue Ulmer Mitte«, Agathe Streicher
9 »Palmsches Haus«, Marktplatz
10 Schelergasse/Donaustraße, ehemaliges Wohnhaus von Johannes Stocker
11 Haus der Begegnung/Dreifaltigkeitskirche, Grabstein Stocker
12 Adlerbastei, »Schneider von Ulm«
13 Heilig-Geist-Spital
14 Auf dem Kreuz, Wohnhaus von Johannes Scultetus – Kargenbad
15 Seelengraben, Seel- oder Blatternhaus am Gries
16 Auf dem Gries
17 Hafenbad
18 Hirschbad, Lautengasse – Wölflinsbad, Steinerne Brücke – Blaubeurer Bad – Seelhaus in der Ulmer Gasse – Seelhaus am Wörth
19 Herdbrucker Straße, Donaubad – »Alte Röhren« – Unter der Metzig
20 Boxlerbad
21 Oberthalfingen
22 Überkingen
23 Seelhaus am Neutor
24 Seelhaus in der Platzgasse
25 »Funden«- und Waisenhaus auf dem Gries
26 Sebastianskapelle
27 St. Katharina – St. Leonhard
28 Lazaretto, Pestfriedhof
29 Alter Friedhof
30 Eisenbahnbrücke über die Donau
31 Konzentrationslager Oberer Kuhberg
32 Kliniken Safranberg
33 Wilhelmsburg – Kienlesberg – Michelsberg
34 Universität, Botanischer Garten – Eselsberg